我偷吃了孙子的糖：

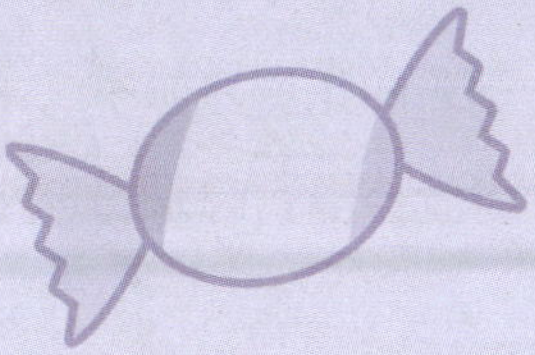

老年心理健康指南

王　雪　况伟宏　黄雪花　主编

成都时代出版社
CHENGDU TIMES PRESS

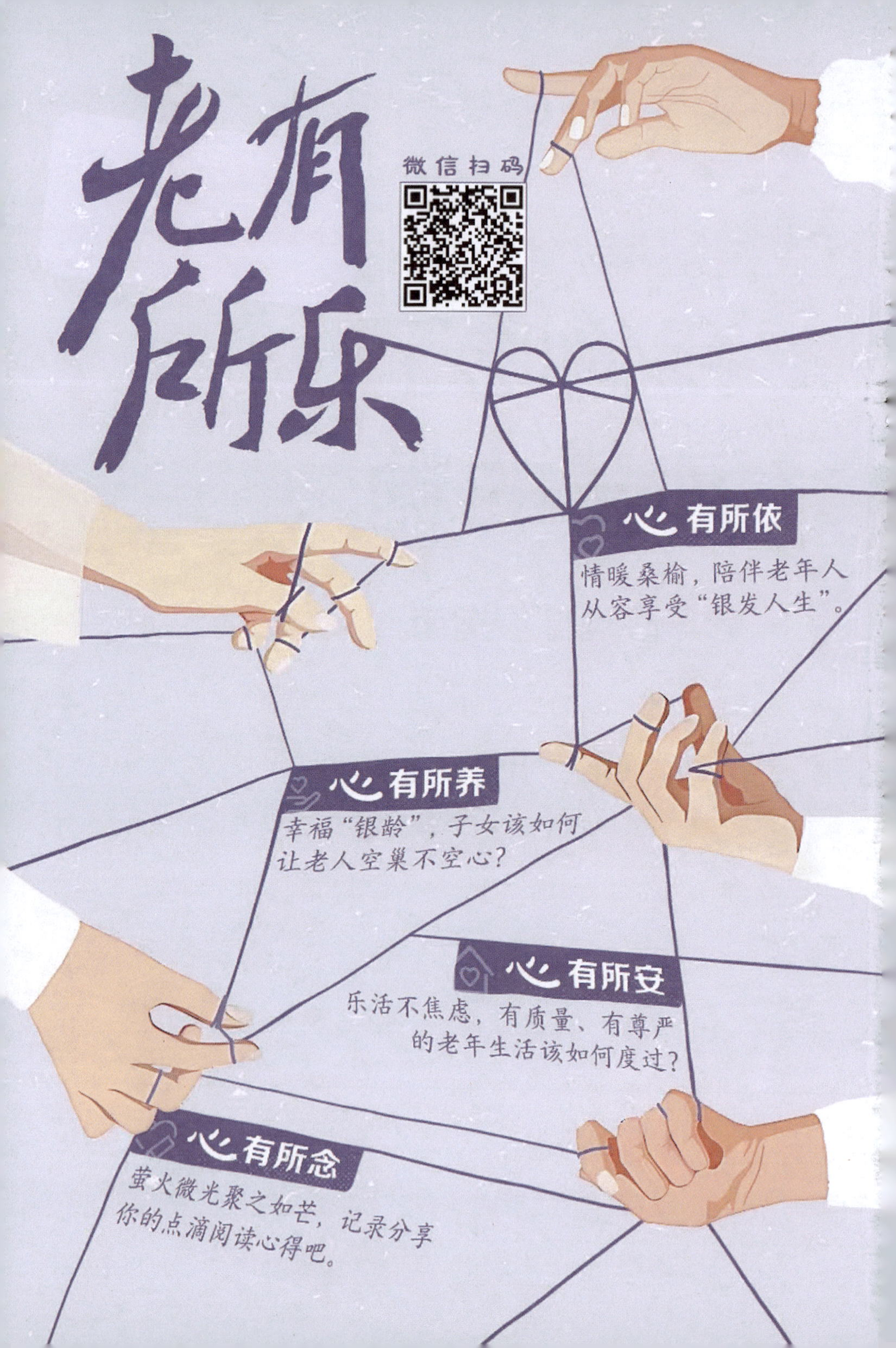
老有所乐
微信扫码
心有所依
情暖桑榆，陪伴老年人从容享受“银发人生”。
心有所养
幸福“银龄”，子女该如何让老人空巢不空心？
心有所安
乐活不焦虑，有质量、有尊严的老年生活该如何度过？
心有所念
萤火微光聚之如芒，记录分享你的点滴阅读心得吧。

编辑委员会

主　编：王　雪　况伟宏　黄雪花

副主编：王朝敏　龙　江　杨君兰　余　波

编　委：

王　雪	四川大学华西医院	王　敏	四川大学华西医院
王朝敏	河北医科大学第一医院	左文秀	绵阳市第三人民医院
龙　江	四川大学华西医院	吕文齐	四川大学华西临床医学院
刘　娟	四川大学华西医院	宋小珍	四川大学华西医院
陈代勇	江油市精神病医院	况伟宏	四川大学华西医院
杨君兰	彭州市第四人民医院	李丽媛	四川大学华西医院
余　波	绵阳市第三人民医院	肖青青	四川大学华西医院
吴依娜	四川大学华西临床医学院	肖　艳	四川大学华西医院
李菊花	四川大学华西医院	汪辉耀	四川大学华西医院
汪燕苹	四川大学华西医院	邹　露	四川大学华西医院
罗　亚	四川大学华西医院	易显文	宜宾市第四人民医院
宫晓鸿	四川大学华西医院	祝瀚文	四川大学华西临床医学院
夏　倩	四川大学华西医院	高　霞	四川大学华西医院
章　艳	四川大学华西医院	黄雪花	四川大学华西医院
黄　霞	四川大学华西医院	曾　玉	资阳市第四人民医院
蒋莉君	四川大学华西医院		

（按姓氏笔画排序）

秘　书：刘　娟

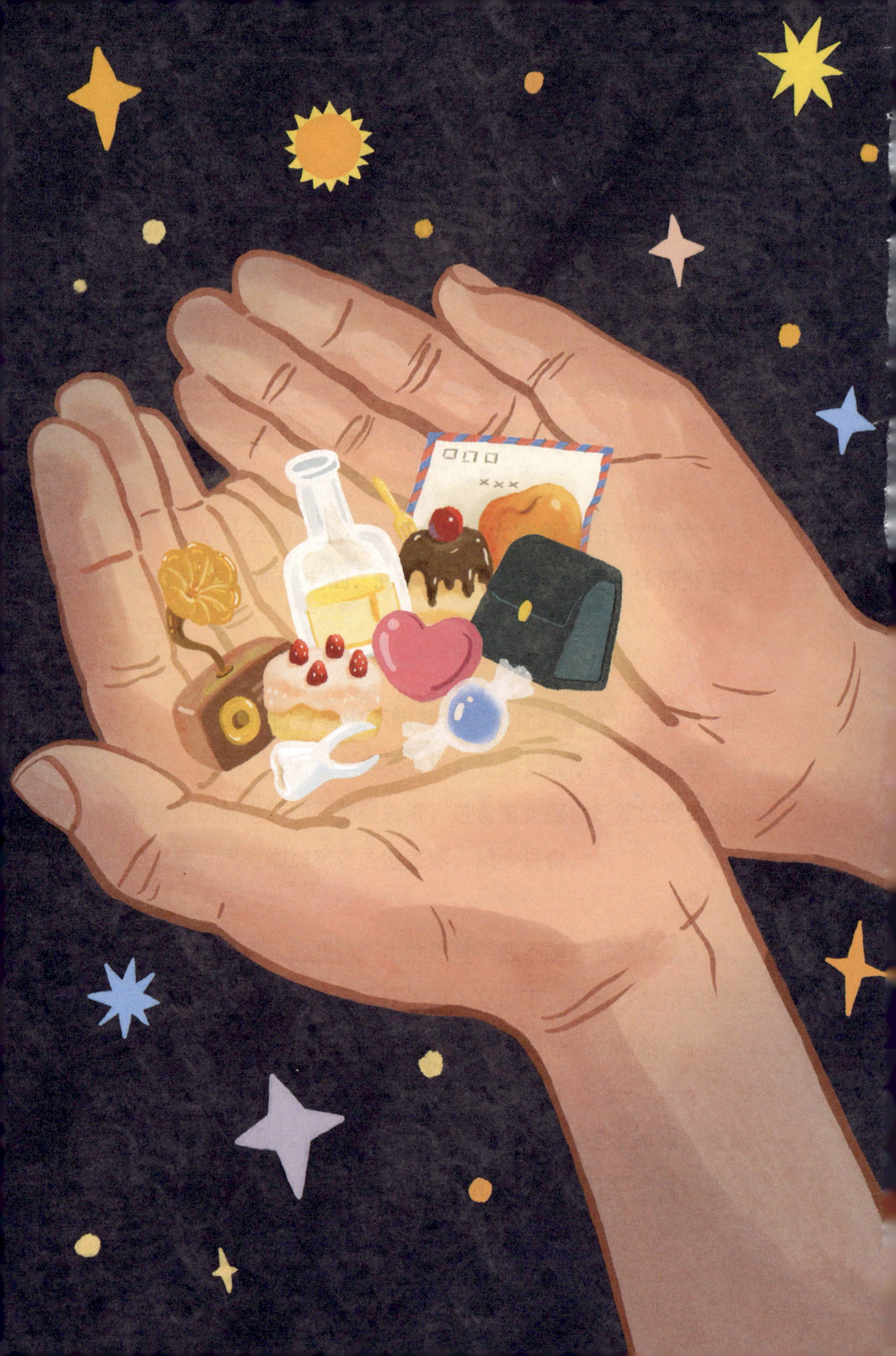

代序

没有心理健康就谈不上身体的全面健康。据统计，我国成年人精神障碍终生患病率为16.6%，排在第一位、第二位的分别为焦虑障碍、心境障碍；《中国国民心理健康发展报告（2019—2020）》显示，我国24.6%的青少年抑郁，其中重度抑郁的比例为7.4%。然而社会偏见、歧视仍广泛存在，讳疾忌医者多，科学就医者少。

身体健康的第一责任人是自己，心理健康的第一责任人也是自己。“人民日益增长的美好生活需要和不平衡不充分的发展之间的矛盾”已成为我国社会的主要矛盾。各种各样的精神心理学教材、专著，精神障碍防治指南及有限的精神心理卫生服务资源，难以满足广大人民的需求，只有加强精神心理健康知识的科普，帮助人们了解常见精神心理、行为问题的特征与处理常识，才能使人们能更好地成为自己心理健康的责任人。

对精神心理健康知识的科普势在必行。党的二十大报告强调要“重视心理健康和精神卫生”，2018 年 11 月国家卫生健康委、中央政法委、中宣部等 10 部门联合印发了《全国社会心理服务体系建设试点工作方案》，提出要加强全民健康意识，健全心理健康科普宣传网络，显著提高城市、农村普通人群心理健康核心知识知晓率。《中国公民健康素养 66 条》《“健康中国 2030”规划纲要》《关于加强心理健康服务的指导意见》《健康中国行动（2019—2030 年）》等都强调健康优先，要把健康摆在优先发展的战略地位，迅速普及健康理念、健康生活方式就成了重要手段。

作为一名工作了二十多年的资深精神心理专业医师，笔者深知宣传精神心理卫生知识的重要性；作为四川大学华西医院心理卫生中心的支部书记兼副主任，以及四川省预防医学会行为与健康分会主任委员，更感责任重大。为贯彻落实党的二十大精神，以习近平新时代中国特色社会主义思想为指导，本着科普性、实用性、启发性的原则，以案为例，通过专家点评或患者口述等多种形式，意在面向全社会弘扬精神心理科学精神、传播精神心理科学思想、普及精神心理科学知识、倡导精神心理健康科学方法，推动“全疾病周期”的预防治疗康复理念向“全生命周期”的预防治疗康复理念转变，建立“家庭—学校 / 单位 / 社区—医院”的全方位、全社会关注体系，突出家人、个体的主体意识，坚持预防为主，传播精神心理行为问题“早发现、早诊断、早治疗、早康复”的“四早”理念。为此，四川大学华西医院心理卫生中心、四川省预防医学会行为与健康分会联手成都时代出版社打造“萤火虫心理健康科普丛书”，希望能为加快实施“健康中国”战略，促进公民身心健康，维护社会和谐稳定尽自己的一份力量。

邱昌建

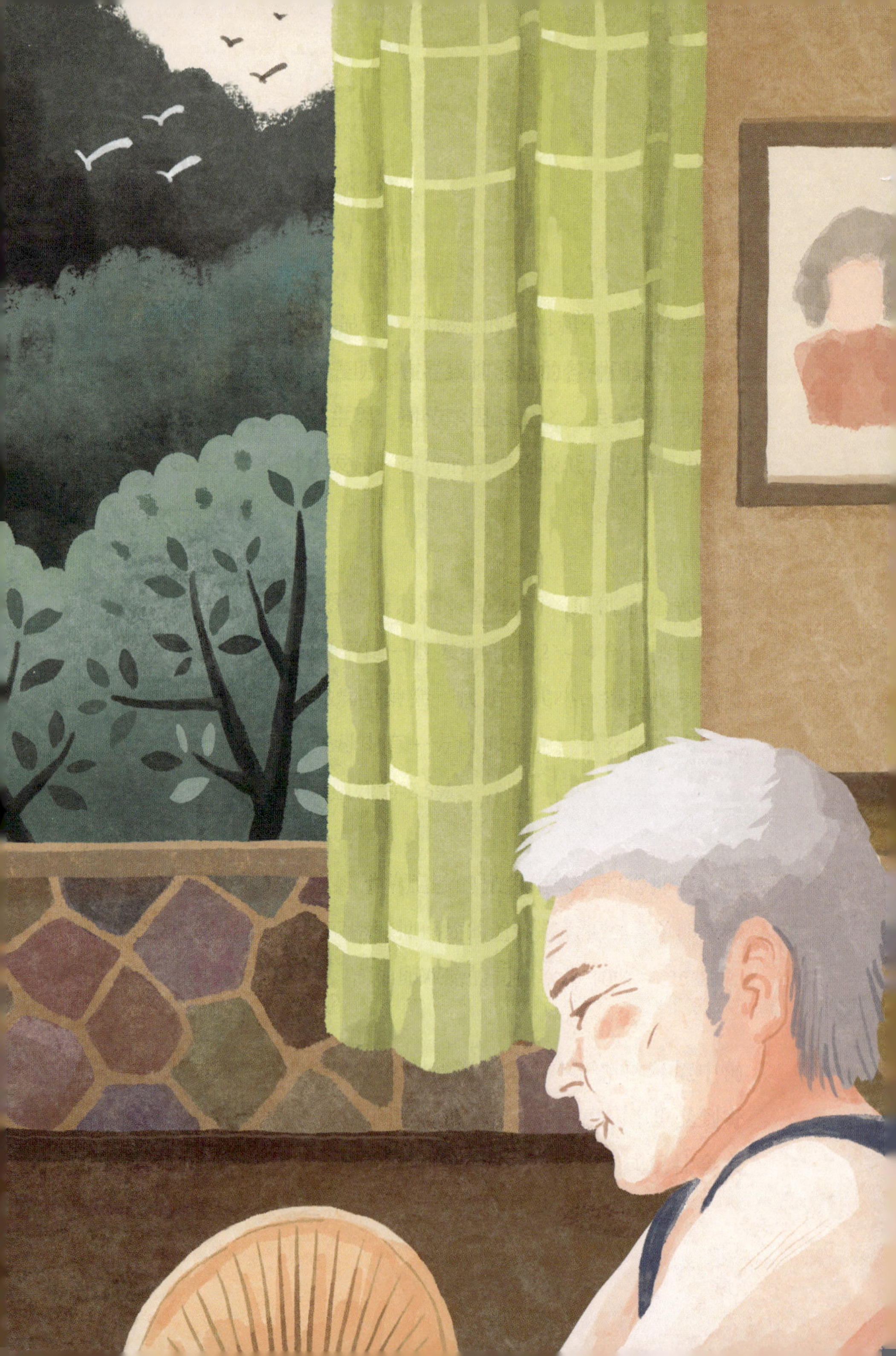

目录

Contents

第一篇　夕阳无限好　只是近黄昏

——老年期心理发展概述

第二篇　物是人非事事休　欲语泪先流

——老年期常见抑郁情绪问题剖析和心理保健策略

第三篇 白发三千丈 缘愁似个长

——老年期常见焦虑情绪问题剖析和心理保健策略

第四篇 善感多愁易惹伤 倾盆雨后自彷徨 园中花叶无凋落 墙外瓜藤更躁狂

——老年期双相情感障碍问题剖析和心理保健策略

第五篇 残灯明灭枕头攲 谙尽孤眠滋味

——老年期失眠问题剖析和心理保健策略

第六篇 叹息老来交旧尽 睡余谁共午瓯茶

——老年丧失的问题剖析和心理保健策略

第九篇 明年花发虽可啄 却不道人去梁空巢也倾

——老年期空巢问题的剖析和心理保健策略

第十篇 梧桐半死清霜后 头白鸳鸯失伴飞

——老年期丧偶和再婚问题的剖析和心理保健策略

第十一篇　身无彩凤双飞翼　心有灵犀一点通

——老年期性问题的剖析和心理保健策略

第十二篇　人谁不愿老　老去有谁怜

——老年人被虐待或被遗弃问题的剖析和心理保健策略

第十三篇　白头搔更短　浑欲不胜簪

——老年人使用保健品问题的剖析和心理保健策略

第十四篇　老去事多忘　公莫笑师丹

——老年人记忆障碍问题的剖析和心理保健策略

第一篇

夕阳无限好　只是近黄昏

——老年期心理发展概述

（况伟宏）

有些时候，我分不清
是我抛弃了时间
还是时间抛弃了我
我数着脸上的皱纹
像数一棵树的年轮
像数一串无关紧要的省略号
我的确在害怕
害怕走到终点的旅程
害怕黄昏后未知的夜
害怕这轻飘飘的一生
没留下一个鲜明的注脚

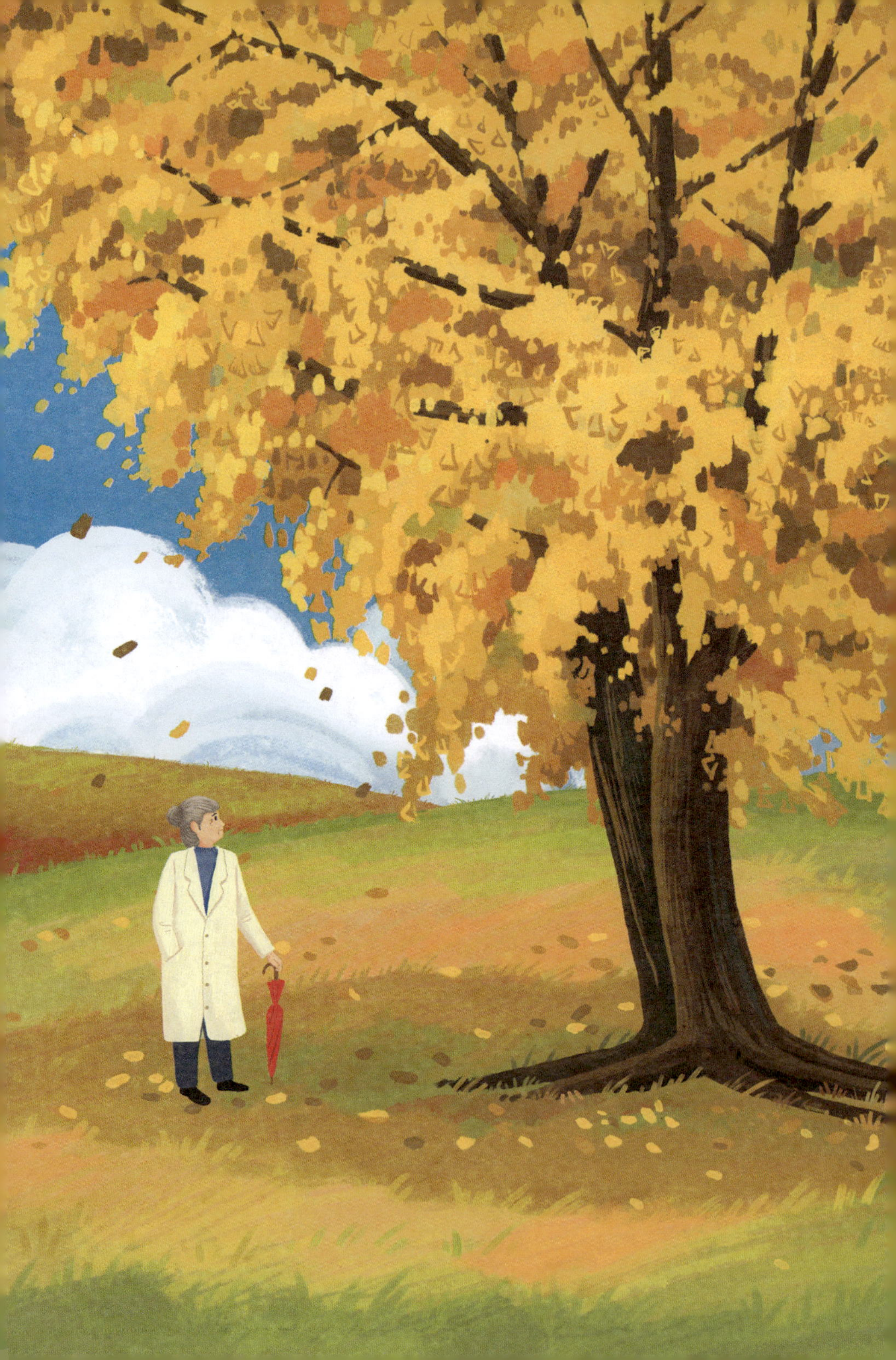

【案例呈现】

王大妈在儿孙为其举办的寿宴上，面色红润地发表感言："我今年九十，当了二十多年小学教师，让很多农村孩子识文断字，免去文盲之苦，几个学生甚至考上中专和大学，也快从单位退下来了。"

王大妈明显耳背，声音很大。她继续说："我生在新中国成立前，出生在地主家，但生活不富裕，新中国成立后参加革命工作，一家人齐心协力，在亲戚朋友的帮助下，拉扯大了三个孩子。"

突然，王大妈话锋一转，谈到死亡："现在他们已长大成人，有了自己的事业和家庭，我可以放心离开了……"

王大妈情不自禁地哭，坐在身边的妹妹让她坐下休息，她拒绝了。调整了一下，她继续说："老头子离开我十年了，头一两年我很难过，生活和身体状况很糟，好在有儿女支持，上了老年大学，提高了自己的粉笔字水平，还学会了用手机……"

【案例分析】

从王大妈的话里，我们可以看出老年人确实面临许多心理困境，可以提出如下几个问题。

问题 1　如何看待老年人自我概念的变化?

“我是谁? ”这是我们一生都在追问的问题。到了老年，更是容易产生对自己人生的总结和评价，反映了老年人的认知焦虑。

老年人认知焦虑的重要原因是对社会认同和外界反馈的过度关注。人是一种社会性动物，必须生活在社会群体中，社会环境的任何变化，都可能影响人的一生。案例中的王大妈总结了她人生的几个阶段，是这种社会性的体现。特别是亲属去世之后，她产生严重的死亡焦虑，更加关注自己生前与身后的社会定位。

对老年人而言，生活中的曲折和意外，都能使他们产生绝望和无助情绪，天长日久，容易滋生消极的自我概念，不利于身心健康。我们该如何帮助老年人培养积极的自我概念呢?

（1）鼓励老人接触新事物。在兴趣、爱好、职业、身体保健、社会参与等方面，鼓励老人尝试未曾涉足的领域，学习新技能，让他们增强信心，获得较高的生活满意度。

（2）老年人对自我的期待往往以“促进”“达到”“实现”

为特征，因此，帮助老人制订力所能及的目标和计划，推动他们努力实现，能够让老人产生成就感，提升自我价值感。

（3）鼓励老人保持或扩大人际交往，维持与外界的良性互动，更好地接纳自我。

（4）乐观的生活态度有助于增强老年人面对困难时的心理复原力，因此，在精神方面，家属要多给老人提供鼓励、支持，不至于让他们在岁月的风吹浪打下，认为自己在孤军奋战。

问题 2　如何理解和增加老年人的“心之力”（精神力量）及其在面对死亡时的作用？

面对死亡这座悬在每个人头顶的大钟时，多数老人有负面的情绪，或愤怒，或沮丧，或恐惧，或自责，感觉自己余下的生命仿佛只剩下一条时间线，整个身体仿佛变成了沙漏，成为计时器。但是，拥有强大的精神力量即“心之力”的老人，却能够自我振奋，去寻找生命的意义、信念和仪式感，这种超越观不同于宗教信仰，是一种成熟的精神力量，使他们在接受衰老和丧失的同时，还能感受到自我的完整。强大的精神力量能够帮助他们豁达地看待死亡，从而克服亲朋好友甚至伴侣离世带来的悲伤和孤独感。

如何帮助老人增加“心之力”，使他们坦然面对死亡这个课题？

（1）帮助老人理解死亡。美国某心理治疗大师认为，死亡是人生的背景音乐，而死亡焦虑是一种永久的心理负担，这揭示了死亡的必然性；孔子也说：“逝者如斯夫！不舍昼夜。”道出时光流逝的不可逆转。老人通过提高对死亡的认知程度，理解死亡是自然过程，可在一定程度上缓解焦虑，从而放弃对余下生存时间的关注，转而着眼于生存质量。

（2）多陪伴老人。死亡焦虑的产生，其实并非单纯地恐惧死亡，而是对当下生活有空虚感的一种体现。家庭成员作为老人的精神依托，应在抵御老人的空虚感方面提供一些支持，给予老人足够多的陪伴。

（3）对老人进行健康教育。有计划地帮助老人培养有益于身体健康的行为和习惯，可有效预防老年性疾病，或缓解老年性疾病给老人带来的痛楚，从而提升其生活质量，增强其面对生活的信心。

问题 3　老年人有哪些情感变化？

（1）念旧。老人总是喜欢回忆过去，或为一生的成就感到满足，或为无法弥补的遗憾感到惋惜。沉湎于过去就容易忽视当下，不愿经营生活，导致幸福感下降，影响身心健康。

（2）寂寞。退休以后，老年人闲暇时间增多，社会参与度减少，如果缺乏感兴趣的活动，就会感到无聊、寂寞和孤独，长此以往，容易产生焦虑、抑郁等心理问题。

（3）自尊感和自卑感共存。老年人一般有较强的自尊感，当自尊的需要得不到满足时，他们往往会产生愤懑、自怨，乃至自卑情绪，严重者甚至走向自我封闭，拒绝社会交往，从而加重本身就有的负面情绪。

问题 4　如何理解和帮助迷信的老年人？

步入老年，经济收入下降，各种疾病找上身，导致抗风险能力降低，在遇到困难和挫折时，很容易感到无助，考虑到儿女们也都忙于生计，不好再“拖累”他们，无奈之下，只好求助于一些虚无缥缈的事物。除了这些方面以外，导致老年人迷信的因素还有：

（1）社会分离。老人退休会造成一定程度的社会分离，迷信活动能够为他们提供交流机会，加强社会融合，有效缓解孤独感。

（2）认知能力较低。受教育程度低、认知能力较低的老人，容易盲目相信缺乏事实依据的观点，加上衰老也会导致认知能力的下降，因而，老人们更容易走进迷信的陷阱。

（3）心理疾病。有些心理、精神疾病，例如癔症和疑病症，会直接导致迷信行为等。

（4）精神迷茫。如果老人罹患一些身体疾病，或是生活中遭遇了无法解决的困难，迷信就成为一种精神寄托，用来自我安慰。此外，迷信也时常作为逃避死亡恐惧的手段。

如果老人的迷信行为已经严重影响自身和家人的生活，

为避免进一步的精神或财产损失，家属可以从以下两方面出发，帮助迷信的老年人。首先是帮助老人剖析错误的迷信观念，引导他们认识到其中的荒谬之处，避免指责和嘲讽，如果有时间，可以给老人普及一些科学常识；其次是鼓励老人多参与社交活动，多见人，多做事，提升生活的意义感，当他们能在日常生活中感受到切切实实的快乐，自然也就无须求助于虚无缥缈的事物。

问题 5　步入老年，人格会有哪些改变？

变老的过程中，大多数人可能会因为身体状况或者生活环境的变化产生人格方面的改变，但这些改变不会有想象的那么大，就算有，也只是涉及人格中的某些方面，很少有人格的所有方面都发生改变的情况，除非是罹患严重的心理、精神疾病。

整体而言，老年人的人格更加稳定，比起年轻时候，他们更冷静、更成熟、更有条理，也更能理解他人。老年期人格的改变基本上没有性别差异，女性可能文化品位更高、更喜好社交、更具同理心，男性可能更具自信心。

第二篇

物是人非事事休　欲语泪先流

——老年期常见抑郁情绪问题剖析和心理保健策略

（夏倩、汪辉耀、王敏、祝瀚文、蒋莉君、黄雪花、李丽媛、李菊花）

最昂贵的奢侈品都是免费的
比如说快乐
比如说青春
比如说李老太嘴里站岗的牙
所有免费的也都是易逝的
比方说李老太磕掉了两颗牙
她说她掉了一颗青春
她说她掉了一颗快乐

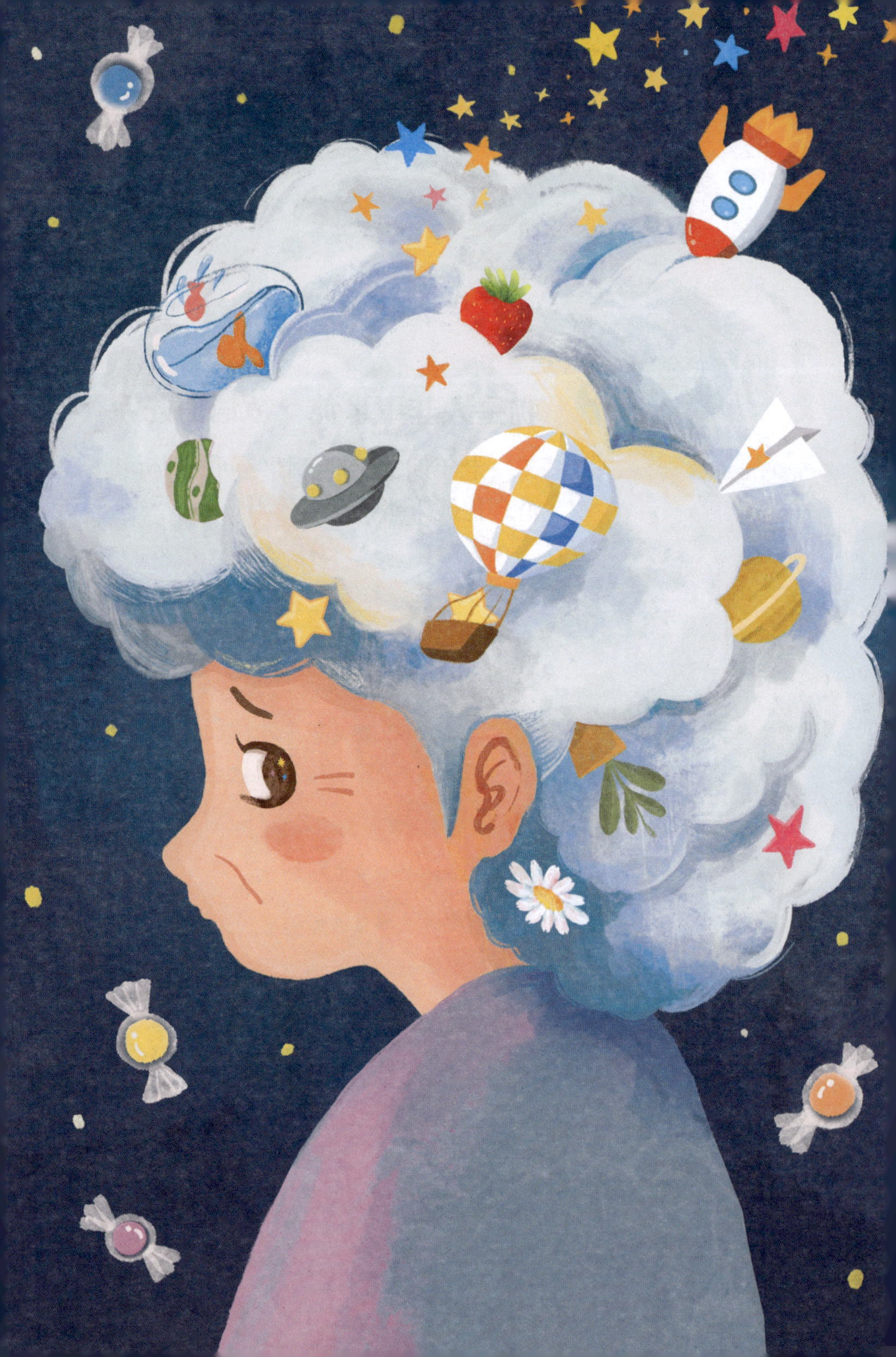

【案例呈现1】

六十八岁的张婆婆和七十岁的李婆婆，几年前得了严重脑梗死，留下肢体活动障碍后遗症，很难治愈，给生活带来巨大压力，两位老人逐渐出现一模一样的抑郁情绪：心情很差，烦躁、易怒，干什么都提不起兴趣，失眠，流泪，觉得活着没意思，拖累家人。

老人症状愈演愈烈，家属将他们带到医院精神科门诊就诊。根据病情，医生诊断两人均为“器质性抑郁障碍；脑血管病后遗症”，并给予相关治疗。

回家后，张婆婆不愿使用抗抑郁药，认为精神病人才吃抗抑郁药，家人反复劝说，张婆婆仍不愿接受自己得了精神疾病，拒绝用药。一个月后，张婆婆割腕自杀，幸亏家人及时发现，送到医院抢救。

而李婆婆就诊后，一直坚持服药治疗，每隔半个月到医院门诊复诊评估一次。经过两个月规范治疗，李婆婆的抑郁情绪得到缓解，恢复了以前的兴趣爱好，生活质量与治疗前相比得到了明显改善。

【案例分析】

问题 1 “欲语泪先流”就是得了老年期抑郁症吗?

步入老年，身体机能和各方面能力下降，不同于以往精力充沛的状态，老人难免有落差感，加之各类躯体疾病缠身，子女时常不在身边，容易感到孤独和无助，出现“欲语泪先流”的现象。老年人有“欲语泪先流”的表现时，是不是就说明得了老年期抑郁症？要回答这个问题，我们需要先了解什么是抑郁症，之后才能做出准确判断。

问题 2 家里老年人得了抑郁症会有什么症状?

根据世界卫生组织发布的国际疾病分类（International Classification of Diseases，ICD）第 10 次修订本（ICD-10）中精神和行为障碍诊断标准，抑郁发作，即大家平时所说的“抑郁症”的典型症状是心境低落、兴趣和愉快感丧失、精力下降和活动减少、劳累感增加等。其他常见的症状还有：

（a）集中注意力的能力降低；

（b）自我评价和自信降低；

（c）有自罪观念和无价值感（即使在轻度发作中也有）；

（d）认为前途暗淡；

（e）有自伤或自杀的观念或行为；

（f）出现睡眠障碍；

（g）食欲下降。

抑郁症患者低落的心境贯穿始终，一般不随环境改变，但在一天内可出现昼夜差异。上述典型症状和其他常见的症状中，存在至少两条（典型症状两条＋其他常见的症状两条）及以上，且持续两周，就达到了抑郁发作（抑郁症）的诊断标准。

单是“欲语泪先流”这一表现，不足以诊断为抑郁症。但是，如果出现频率比较高，或持续存在，抑或是发现老年人除了该表现外，同时存在一些上述的其他症状，就得警惕，及时让老人到医院进一步评估，根据评估结果进行相应干预和治疗。

问题 3　家人如何识别老年期抑郁症?

抑郁症或其他心理和精神疾病患者普遍有病耻感，加上老人这方面认知少，很多老年抑郁症患者常常以躯体的不适症状为主诉到医院就诊。患者本人及家属缺乏相关医学知识，容易被躯体的不适症状牵着鼻子走，反复到医院其他科室就诊，做很多检查，却没发现明显的异常结果。检查花了很多钱，一方面可能让老人自责，加重病情，更加痛苦；另一方面，由于家属缺乏相关医学知识，就容易误解患者，甚至认为患者“装病”，导致家庭关系紧张，让患者更加无助、无望，出现结束生命的念头甚至行为。

由此可见，老年期抑郁症不是只影响患者，而是常常导致整个家庭受到影响，扰乱家庭生活，给家庭成员带来很大压力和负担。为避免上述情况发生，作为和老年人相处时间最多，对其情况最了解的家属，要尽量去学习一些老年期抑郁症的相关知识，包括老年期抑郁症的常见症状、诊治流程和注意事项等，以便及时发现家中老年人抑郁症发作，并及时带老年人到医院就医，帮助老人康复，从而恢复老人及整个家庭的生活质量。

问题 4　老年人得抑郁症有什么先兆吗?

1. 天天起早摸黑，变勤快了?

据了解，老人得了抑郁症后，大多数都说自己刚开始时睡不着，或者好不容易睡着了又容易醒。家人开始没在意，认为老年人一大早起来做早饭、收拾家务，是因为瞌睡少。老人怕给儿女添麻烦，起先大多也隐瞒。这时候家人要多关心一下，及早发现问题，尽早带老人到心理卫生门诊就诊。

2. 这里痛，那里不舒服，是矫情吗?

抑郁症前期，大多数老人不会感觉心情不好，更多的是说自己没做什么事情就累得很，还时不时头痛、头晕、腰痛、关节痛，家人可能觉得是矫情，认为老人是想要博取家人的关注，获得陪伴，所以拖了很久才带老人到心理卫生中心就诊。

在生活中，及时识别抑郁症前期症状主要通过以下几方面：

（1）精神运动：主要表现为精神运动的抑制，包括反应迟缓、思维迟钝、活动减少；总是感到精神和肢体的活动都很困难，身体就像一台生锈的机器一样运转不灵，总是出错；人看起来总是呆呆的，做事情不能集中注意力，少数老年人甚至会出现一定程度的认知功能受损，但是和痴呆不同的是定向力和生活自理能力并不受到影响，而且不会出现神经系统的体征，给予相应抗抑郁药物治疗后患者的认知能力可得到改善和恢复。

（2）情绪改变：容易出现低落、伤感，自责的情绪，就像快乐消失了一样，怎么也开心不起来；易烦躁，脾气说来就来；容易感到绝望，遇到一点挫折就觉得生活没有了盼头，还不如一了百了；易紧张，常表现为做一些无用且重复的活动，包含踱步、坐立不安、绞手、扯衣服和无法静坐等。

（3）躯体症状：老年人的情绪问题很容易被忽视，加上老年人对心理疾病相关知识的缺乏，在早期引起重视的往往是躯体疾病，但通过各项检查均无法发现特殊体征，仅表现为自主神经功能以及内脏功能的紊乱，不易被察觉。很多老年人会出现身体易疲乏、劳累，自觉精力大不如前，容易感到躯体疼痛、不适，有的还会出现食欲明显减退或增强、体重改变、睡眠紊乱等症状。

问题 5　老年期抑郁症会遗传吗?

很多遗传学研究显示，抑郁症的发生和个体遗传素质密切相关，但也有研究表明，在导致抑郁症的各种因素中，生活中遭遇的重大创伤是主因，遗传学因素次之。关于老年期抑郁症，如果是生平首次发病，遗传的概率比较低，但家属也可以筛查一下遗传因素。

1. 家系调查

与患者血缘关系越近，越容易患病。抑郁症患者的亲生子女患抑郁症的概率比一般人群高出 2 ~ 4 倍，随着疾病一代一代往下传，发病年龄会一代比一代小，疾病严重程度会一代比一代重。父母中有一方患抑郁症，子女的患病率是 10% ~ 13%，堂兄弟姐妹为 2.5%。

2. 双生子调查

双胞胎的兄弟姐妹比单胞胎的兄弟姐妹一起得抑郁症的概率更高。据调查，双胞胎抑郁症的遗传率为 37%，单卵双胎抑郁症同病率为 50%，而异卵双胎的同病率为 10% ~ 25%。

3. 寄养子调查

抑郁症患者的亲生子女即使寄养到基本正常的环境中仍具较高的抑郁症发病率。同时，被寄养儿童的患病率也受到寄养家庭的影响，比如养父母有抑郁症、酒精依赖或反社会人格，被寄养儿童这些疾病的发病率较正常人会明显升高。

【案例呈现 2】

李女士今年 65 岁，最近半年总感到疲乏，每天躺在床上休息的时间比以前长很多，但还是觉得没休息好。此外，她还常常胸痛，到医院检查，结果却完全正常。李女士还感到心慌，“像有什么东西抓挠心脏一样，让人惶惶不安”。此外，她心情也不好，顾虑重重，伴随反应变慢、食欲减退、腹胀、肠鸣、便秘或腹泻等症状。

李女士觉得自己得了很严重的病，反复就诊，做了多项躯体检查，但结果都无明显异常。家人认为李女士没病，无法理解她反复求医的行为，女儿更认为李女士在“装病”。李女士觉得自己无法得到家人的理解，甚至产生了自杀的想法，又担心会给家人带来麻烦，所以一直没有付诸行动。

后来，在一位心脏科医生的建议下，李女士尝试去看了精神科医生，被诊断为“老年期隐匿性抑郁症”。经过心理治疗和抗抑郁治疗，李女士最终康复了。

【案例分析】

问题 1　什么是老年期隐匿性抑郁症？

隐匿性抑郁症的核心症状是情绪低落以及相关的认知和行为障碍，还有各种躯体不适，很容易被误解为其他内科疾病，不易被患者本人、家属乃至医生察觉，甚至会被误诊，所以才叫“隐匿性抑郁症”。这些症状发生在65岁以后，就称为“老年期隐匿性抑郁症”。

问题2　老年期隐匿性抑郁症有哪些特点？

人的身体状况和情绪密切相关，情绪变化可能会影响胃肠功能活动，或是导致身体出现其他不适，所以，当老人出现慢性疼痛或是原因不明的躯体不适时，就有可能是患了老年期隐匿性抑郁症，应到精神科门诊就诊。

一般来说，老年期隐匿性抑郁症患者有以下四个临床特点：

（1）抑郁症状不明显。大多数老年期隐匿性抑郁症患者只是情绪低落，敏感多疑，固执，对生活没有信心，厌恶集体活动，有些患者有轻度无价值感，自认对社会没做多少贡献，有时会疲乏无力、反应迟钝、注意力不集中、记忆力减退、思维困难、自发言语明显减少等。总之，他们总认为“活得太累”。

（2）伴神经症症状。老年期隐匿性抑郁症患者常伴有较多神经症症状，有的患者疑神疑鬼，怀疑自己得了重病，不断就医，但医生难释其疑；有的患者有莫名其妙的空虚感、恐惧感、孤寂感和强迫感；有的患者觉得生活索然无味，唉声叹气，甚至冒出轻生念头。多数患者会被误诊为神经衰弱或神经症。

（3）躯体症状突出。老年期隐匿性抑郁症患者常伴有多种躯体症状，比如睡眠障碍，健忘，乏力，无器质性病变的躯体疼痛，无明显诱因的腹胀、腹泻、厌食、恶心、心慌及心悸等，检查后发现不了问题。

（4）症状表现多样化。老年期隐匿性抑郁症，症状可以突如其来，也可以长期存在；患者主诉多，内容变化多，对病情描述不清；有的患者焦虑易怒，但常把痛苦或情绪变化归因于失眠、疲劳及躯体不适。

问题 3　老年期隐匿性抑郁症的治疗方法有哪些？

老年期隐匿性抑郁症的治疗方法很多，如药物治疗、物理治疗、电休克治疗及心理治疗等，可以根据患者病情，合理使用。

（1）药物治疗。老年期隐匿性抑郁症可以用选择性 5- 羟色胺再摄取抑制剂（SSRIs）进行治疗，如氟西汀、帕罗西汀、舍曲林等，这些药物应用范围较广，副作用小，安全性高，有利于长期维持治疗。

5- 羟色胺 - 去甲肾上腺素再摄取抑制剂（SNRI）是较新的抗抑郁药物，如盐酸文拉法辛、米氮平等。SNRI 有明显的嗜睡副作用，一些老年抑郁症患者不适宜使用，会影响其认知功能的恢复，但对于焦虑、烦躁、睡眠较差者，能改善睡眠质量及焦虑情况，治疗效果较好，安全性高且服药方便。

对于老年期隐匿性抑郁症，各种三环类抗抑郁药效果不相上下，临床可根据患者的抑郁程度和耐受情况，以及药品镇静作用强弱、副作用和患者的耐受情况进行选择。

（2）物理治疗。物理治疗是通过提高 5- 羟色胺的分泌量，促进去甲肾上腺素的释放，增强神经细胞活动的兴奋性，从而缓解个体抑郁情绪。通过促进分泌具有镇静作用的内啡肽，使患者保持一种放松、舒适的精神状态，有利于更好地缓解消极、沮丧的情绪。目前，国外比较成熟的方法是经颅微电流刺激疗法（Cranial Electrotherapy Stimulation，CES）。

（3）电休克治疗。老年期隐匿性抑郁症患者往往伴有自伤和自杀行为，对自杀意念强烈者，用电休克疗法可立竿见影，待患者病情稳定后再用药物进行巩固治疗。

（4）心理治疗。心理治疗十分重要，但通常与药物治疗结合使用。

总的来说，老年期隐匿性抑郁症治疗比较困难，治疗时间有时比年轻患者更长，因此，家人要给予患者更多关心和照顾，患者也要树立信心，不仅要遵照医嘱用药治疗，还要积极进行正常活动，让自己的生活丰富、充实起来。

问题 4　老年期抑郁症患者为何会出现自杀行为？家人应如何识别及预防悲剧的发生？

一、老年期抑郁症患者为何会出现自杀行为呢？

老年期抑郁症患者出现自杀行为的原因大致有以下几

种：

（1）抑郁症本身不会夺人生命，但患者会产生消极、绝望情绪，导致自戕或自杀行为。自杀是抑郁症最严重的后果。

（2）老年人往往多病缠身，如高血压、心脏病、糖尿病、肺气肿、脑梗死等，多数老人还会有睡眠障碍，导致负面情绪加重，让人产生轻生念头。

（3）老人独处时间多，而子女在外生活或忙于工作等，导致其缺乏情感支持，容易感到空虚和生活无意义。

（4）生活条件差，部分老人无法从日常生活中获得太多感官享受，反而要忧心家里的经济状况等，精神状态堪忧。

（5）伴侣或其他亲人离世，老人难以承受丧亲的悲痛，绝望之下，选择用自杀来解救自己。

（6）抑郁和焦虑双重打击。抑郁和焦虑总是"孟不离焦，焦不离孟"，这两种情绪就像两姊妹一样，常常相伴而行。抑郁使人气馁、消极，而焦虑使人忧心忡忡，更有甚者还会"杞人忧天"，觉得自己没救了，为避免拖累家人，老人会选择自杀。

二、作为家人，应如何识别老人的自杀想法和自杀行为呢？

多数人在自杀前都会留下蛛丝马迹，也就是自杀前的危险讯号。自杀前的危险讯号分为直接讯号和间接讯号。

1. 直接讯号

（1）直接的言语表达，如“不想活了”“死了更好”“活着没意思”“死了是一种解脱”等等，表现出明确的轻生念头。

（2）打听一些自杀的方法，如“多大量的安眠药可以让人一觉不醒”“从多少层楼跳下去才能没有抢救希望”等等。

（3）喜欢与人聊跟“死”相关的话题，比如“死亡就是上岸”“能轻松死是一种幸福”等等，表达对死亡的渴望。

（4）收集自杀工具，如购买安眠药、农药，准备刀子、绳子等。

2. 间接讯号

（1）老人的言行突然发生变化，与此前判若两人。家人要注意：如果一个开朗的老人突然变得沉默寡言，可能是老人对一切都感到心灰意冷，从而将自己的情感与外界隔离；如果老人从前很内向，突然变得开朗起来，可能是老人已经将死亡看透，自杀的方法、过程、结果都已经考虑清楚，不再为是否要自杀而纠结，因而感觉轻松。

（2）出现多愁善感、唉声叹气、默默抹泪、经常发呆、盯着窗外看等行为表现。

（3）说一些道别的话，比如对自己的孙子说“以后爷爷/奶奶管不到你了，要听爸爸妈妈的话”，或者对亲人说“你们要多想起我哟”，或者跟亲人交代一些后事，比如财产分割。

（4）赠送物品。突然没有缘由地将自己珍爱的物品赠送给亲人或者朋友。

三、家人如何预防悲剧发生呢？

（1）家人平时可通过细心观察、多和老人沟通，发现蛛丝马迹，千万别等到悲剧发生后才搜索记忆，变成“马后炮”，或者亲人间相互指责、相互抱怨。

（2）陪伴交心是重点。亲属的陪伴非常重要，保持耐心和爱心，陪老人唠嗑，回忆往事，让老人体验到温情，可以预防悲剧发生。

（3）孝敬顺从是核心。老人喜欢在哪里住、喜欢和谁住、喜欢吃什么、喜欢穿什么等生活偏好，家属尽量顺从，让老人感到轻松自在。

（4）祛病除痛是关键。老人往往承受多种疾病的折磨，身体的不适会加重老人的负面情绪，负面情绪又反过来加重身体的不适，形成恶性循环。因此，如果老人身患疾病，家人应积极带老人就医，减轻身体不适，以防悲剧发生。

（5）管理危险物品是补充。家中不放农药、鼠药、大剂量药物等危险药品，以免老人将其作为自杀工具。窗户尽量安装防护栏。

（6）及时就医是保障。老人一旦产生自杀的想法，甚至打算付诸行动，家属一定要及时送老人看医生。

问题 5　如何做好饮食护理，保障老年期抑郁症患者的营养需求?

抑郁症患者常常出现食欲下降、没有饥饿感的现象，勉强进食也是食之无味。食物摄入少，会导致营养障碍，甚至电解质紊乱。

一、老年期抑郁症患者的均衡营养需求

1. 碳水化合物

碳水化合物的平均需要量是以大脑所利用葡萄糖的平均数量作为基准设定的，50 岁以上男性和女性每日需要量为 100g。

2. 膳食纤维

膳食纤维指植物中不能被人体消化的碳水化合物，新鲜水果、蔬菜、豆类、全谷类食物就是膳食纤维丰富的食物，伴有糖尿病的老年期抑郁症患者，进食富含膳食纤维的蔬菜能控制血糖，同时增加患者的饱胀感，减少进食。

3. 脂肪

老年人摄入的脂肪产生的热量一般不超过总热量的 25%，脂肪摄入控制在每日每公斤体重 1 克以下，尽量少食用动物油脂，可以食用大豆油、花生油、葵花籽油等植物油脂。

4. 蛋白质

对老年人而言，蛋白质不仅维持机体正常代谢，还能影响骨骼肌健康及功能。蛋白质摄入量不足会影响骨骼肌力量，导致虚弱、跌倒、失能等后果，影响老年期抑郁症患者的生活。老年人按每日每公斤体重 1~1.5 克蛋白质摄入，蛋白质产生的热量占总热量的 12%~18%，而且需要优质蛋白。

5. 水

水摄入不足会对机体产生严重影响，怎样判断水分摄入是否合适呢？身体缺水量达到体重的 2%~4% 时，会感到口渴、尿少、尿呈深黄色；缺水量超过体重的 10% 时，会出现烦躁不安、全身无力、体温升高、血压下降、皮肤失去弹性等；缺水量超过体重的 20% 时，会导致死亡。老年人水分摄入不足，可能与心血管疾病、摔倒、骨折、压疮、便秘、尿路感染、肾结石等相关。

二、老年期抑郁症患者如何保障营养呢?

1. 食物细软，少量多餐

老年人的膳食应合理设计，食物应细软，高龄、身体虚弱以及体重明显下降的老人要少量多餐，进餐次数可以采用三餐正餐加两次加餐，正餐摄入能量占每日所需总能量的 90%~95%，加餐摄入能量占 5%~10%。

2. 食物多样化，保障营养均衡

老人每天应摄入丰富的食物品种，从不同食物中获得多样化的营养，尤其应注意脂肪、蛋白质、碳水化合物、膳食纤维、水分的合理摄取。

3. 细嚼慢咽

细嚼慢咽可使食物与唾液充分接触，促进消化吸收，还可防止因吞咽过快而致食物呛入气管。咀嚼或者吞咽困难的老人应选择软食、半流质或者流质食物，可以采用多餐形式，有营养障碍的老人，最好到医院接受营养师的评估，在营养师的指导下进食。

4. 合理补充营养

多进食优质蛋白，比如鱼肉、虾、牛奶、瘦牛肉、瘦羊肉、瘦猪肉、大豆制品；少进食动物油，可以进食植物油；尽量不进食动物内脏，因为动物内脏胆固醇含量高；如果老年期抑郁症患者伴有痛风，要注意少摄入含嘌呤的食物或饮料，比如海鲜、豆制品、啤酒等；进食新鲜水果、蔬菜以获得膳食纤维和碳水化合物；注意饮水，尤其是夏季，每天饮水量不低于 1200mL，以每天 1500mL~2000mL 为宜，选温热的白开水，也可选择淡茶水和包装饮用水，尽量不饮含糖分及添加剂的饮料。

5. 注意食物色香味，促进食欲

由于老年期抑郁症患者食欲下降，因此，家人提高烹饪技术，注意食物色香味很重要。要注意改善食物风味和选择食材，可选择味道浓郁的食物和调味品，如大蒜、洋葱、橄榄、晒干的西红柿、风味醋、柑橘类水果；食物颜色丰富，使人看了有食欲，比如红色、黄色、绿色的蔬菜搭配；烹饪注意食物加工后的形状、摆放的形状，漂亮的形状会让人垂涎欲滴；食物温度适宜，会让人感觉可口。

6. 注意进食环境

安静舒适的进食环境对促进食欲也有帮助，包括餐桌、餐具的整洁舒适也会促进食欲。

7. 鼓励患者主动参与食物的烹饪和制作

家人可以鼓励老年期抑郁症患者加入食材的准备和烹饪工作，老人主动选择自己喜欢的食物，体会食物带来的快乐，促进唾液分泌，增强食欲。

问题 6　家人怎样协助调整老年期抑郁症患者的睡眠?

老年期抑郁症患者的睡眠障碍通常有睡眠紊乱、睡眠浅、早醒、入睡困难等特点。早醒是抑郁症患者最典型的睡眠障碍。要帮助老年期抑郁症患者睡个好觉，首先得了解是哪些原因导致老人睡不好觉。

一、老年期抑郁症患者出现睡眠障碍的原因

1. 受大脑皮层功能衰退的影响

老人的大脑皮层功能衰退，导致维持清醒的能力下降而致睡眠障碍。

2. 生理疾病的影响

老年人常常患有诸如关节炎、心脏病、高血压、糖尿病等多种躯体疾病，可能带来疼痛、不适等感觉，从而影响睡

眠。疼痛是影响睡眠非常重要的因素。

3. 对身体健康和死亡的焦虑

老年人常常面临对身体健康的担忧和对死亡的恐惧，加上老年期抑郁症患者看待事物本身就比较消极，更容易产生对死亡的恐惧，从而影响睡眠。

4. 想得太多

老年人没有工作的压力，但是，他们常常为儿孙操心，比如担心家人的健康、担心家人的生活，老年期抑郁症患者则想得更多，导致睡眠受影响。

5. 饮酒的影响

老年期抑郁症患者长期处于睡眠障碍状态，因而常常借酒助眠，但长期或不适量的饮酒会破坏人的深度睡眠，反而会加重睡眠障碍。

6. 药物的影响

老年人常常因为患有多种躯体疾病需要服药，一些药物，诸如神经精神类药物、心血管类药物等会影响睡眠。很多老年人由于睡不着觉，私自在药店买一些药物来帮助睡眠，殊不知，没有按照专科医生的处方用药，可能会加重睡眠障碍。

二、改善老年期抑郁症患者睡眠的干预策略

1. 避免白天打盹或者小睡

老人习惯坐在沙发上打瞌睡或闭目养神，觉得累了就躺在床上小憩，但这些小睡并不能让人获得睡眠的满足感，反倒

对晚上的睡眠质量有极大的影响。由于晚上没睡好，第二天白天又有更多的小睡，这样就会造成恶性循环。所以老年期抑郁症患者白天应尽量不要打盹或者小睡，如果觉得困了，可以起身走动一下，找点事情做。

2. 合理午休

关于是否午休，可以根据老人的睡眠习惯和白天的精神状况而定。午休时长最好在 30~45 分钟，不要超过 1 小时，而且要在下午 3 点前，如果晚于下午 3 点午休，将延迟晚上的入睡时间，降低睡眠质量，尤其是晚饭后的小憩，睡后可能会觉得精神好些，但晚上的入睡时间将被明显推迟。

3. 晒日光浴

早上起床后尽快接受日光浴，让生物钟正常启动，尽量进行户外活动。

4. 调整焦虑情绪

有睡眠障碍的人，会非常关注自己是否睡好了，一旦晚上入睡困难，他们就会更加焦虑，想尽办法让自己尽快入睡，比如数绵羊。但是过度焦虑会导致大脑高速运转，就像万马奔腾一样停不下来，反而会睡不好。其实睡眠就像呼吸一样，它是自然发生的，不用我们刻意去睡。我们越能放得开，精神越放松，入睡越容易。

5. 有睡意才上床

轻松面对睡眠，有睡意才上床，避免为了睡好觉而刻意躺在床上巴望早点入睡。如果上床后30分钟无法入睡，可以离开卧室到另外的房间放松或者看看书，直到有睡意再上床，避免床上看书、看电视等活动。

6. 创造有助于睡眠的环境

床要舒适，老年人以硬板床为宜，硬板上铺上床褥，床褥平坦、厚薄适宜；床单、被套要干燥舒适，尤其是生活不能自理的老人，可能会由于大小便失禁而导致床褥、被套潮湿，家人一定要帮其保持床上用品清洁、干燥。睡前开窗通风，保持卧室空气新鲜，氧气充足，温度、湿度合适。环境安静，无噪声干扰，睡前关灯或者灯光柔和暗淡，有助于睡眠。

7. 睡姿以“卧如弓”为主

为了让身体肌肉松弛，睡姿以“卧如弓”为主，尤以右侧卧位为好，帮助胃中的食物进入肠道，还能避免心脏受压。不宜采用左侧卧位，以免心脏受压。右侧卧位过久可以调换为仰卧位，保持呼吸自然平稳。

8. 注意饮食

睡觉时过于饱胀，胃肠负担重会影响睡眠；过于饥饿，血糖下降导致心慌也会影响睡眠。睡前可以饮用适量牛奶帮助睡眠，不宜大量饮水，以免睡眠中被小便憋醒。睡前4小时避免饮酒、咖啡、浓茶，以免影响睡眠。

9. 睡前放松

睡前可以泡热水澡，既保持身体干净舒适，又能使身体肌肉放松，也可以用热水泡脚，还可以根据老年期抑郁症患者体力情况做一些放松运动或适合体力的其他运动。

问题 7　老年期抑郁症患者如何做好心理保健？

1. 倾诉法

遇到不顺心的事，千万不要闭口不语，那样会憋出毛病来的，倾诉是获得快乐最好的“自助餐”，倾诉得越多，得到的快乐越多。倾诉对象不一定是一个具体的人，也可以是一棵树、一个家具、一个玩偶，或者到无人处放开嗓子，把烦恼、痛苦之事大声喊出来，也能缓解心中的压抑。

2. 广交朋友

老年期抑郁症患者一定要经常外出，积极参加社区活动或上老年大学，争取结交更多的老年朋友，大家互相帮助，可以缓解心理压力。

3. 音乐保健法

健康、轻松、接近自然的音乐，可以使人心情舒畅。中医也认为，耳入音，乐在心，血脉涌，五脏安，心和气调也。音乐保健可以是聆听音乐，也可以是自己唱歌，后者有利于抒发情绪。老年期抑郁症患者尽量听舒缓的音乐。

4. 回归自然法

老人可以通过户外漫步、徒步锻炼和旅游来亲近大自然，既能放松心情，也能锻炼身体。

5. 忆旧法

感到压抑、孤独和无助时，可以采用忆旧的方式，达到自我调节、自我安慰的目的。

6. 阅读法

阅读能够增长知识，也能让人暂时忘记现实，老年期抑郁症患者可以采取阅读的方式改善情绪。

7. 劳动法

劳动能让人感受到自身的价值，老年期抑郁症患者可以根据自己的体力情况，做一些力所能及的事情，比如下厨、打扫卫生、养花等，增加生活的意义感。

问题 8　家人如何帮助老年期抑郁症患者服药?

有些抑郁症老人长期服药，病情还是反反复复，老人看不到治愈的希望，就会拒绝服药。另外，老年人由于身患疾病种类多，需要服用的药物种类繁多，药物之间也可能会相互影响。因此，帮助老人正确用药，保证药物治疗的效果最大化，是老年期抑郁症患者治疗过程中非常重要的方面。

一、要帮助老人正确用药，家属首先应该了解药物治疗

1. 是否该吃药?

抑郁症是一种心境障碍，让患者感受到情绪低落、高兴不起来、懒动，自觉脑子变笨，不仅是一种痛苦的体验，而且也影响患者的社会功能。药物治疗是治疗抑郁症的常见

方法，可以减轻或消除症状，坚持药物治疗还能预防疾病复发。药物治疗结合心理治疗、物理治疗的综合治疗是常见的抑郁症治疗方案。

2. 药物要吃多久？

抗抑郁治疗需要的时间比较长，急性期治疗需要 6 周至 8 周，这个阶段主要是控制症状；巩固期治疗需要 4 周至 6 周，这个阶段是巩固药物的治疗效果；维持期治疗一般根据患者病情决定，抑郁首次发作的话需要6~8个月，有两次以上的复发，特别是近5年有两次以上的复发，或者病情较重，自杀风险高，或是有家族史的患者，就需要更久的时间，一般为 2~3 年。

3. 抗抑郁药物是否有成瘾性？

有的患者服药后好转，但是停止服药后又复发了，很多人认为出现这样的现象说明药物有成瘾性。其实这是因为，抑郁症是慢性疾病，有复发率高的特点，短期治疗、未按照规范治疗，都有可能导致疾病复发，并非因为药物有成瘾性。当然，部分镇静、催眠剂具有一定的成瘾性，但是，在专业医生的指导下服药，是可以避免成瘾发生的。

4. 药物越多，疾病好得越快？

有的人认为药物吃得越多，疾病好得越快，其实，老年人不主张多用药，因为老年人的肝肾功能下降、代谢变慢，导致药物排出体外的时间推迟，所以老年人用药要少。

二、了解药物治疗以后，家人如何帮助老年期抑郁症患者服药呢?

1. 了解老人对服药的看法

比如有的老人偏执地认为“是药三分毒”，家人就需要给老人普及药物知识，帮助他们正确、客观看待药物。

2. 帮助老人规律服药

老年期抑郁症患者记忆力差，常常忘记是否服药，于是可能出现多服或者漏服的情况，家人可以用一些方法提醒老人服药，比如设置闹钟，或者在日历上打钩记录，也可以每次由家人协助患者服药。

3. 关注老人的营养

服药过程中要关注老人的进食情况，如果进食过少，可能会导致老人营养障碍或者电解质紊乱，影响药物的吸收。

4. 用药前仔细阅读说明书

看清楚药物的用法，特别是一些药物会要求在特定的时间服用，比如饭后、饭前、上午、晚上、睡前等等，家人要看清楚，避免老人错服。

5. 药后多观察老人的反应，陪伴一会儿，以免出现意外

一些药物可能导致头晕、乏力，或者看东西模糊等情况，所以平时也要注意老人的安全，避免老人跌伤、摔倒之类的意外。

6. 定期就诊

由于抑郁症是慢性疾病，所以，一定要定期带老人就诊，由医生判断病情，调整用药，不得自行调整药量。

7. 定期检查

因为药物通过肝、肾代谢，所以老人服药后，肝、肾、心脏功能可能会受到影响，需要定期到医院检查。

8. 避免乱用偏方和秘方

有的人病急乱投医，容易迷信偏方、秘方，可能会加重或延误治疗。

问题 9　看着老人闷闷不乐，家人心里难受，但无所适从该怎么办？老年期抑郁症患者家属如何进行心理调适？

一、家人应该具备的心态

1. 正确认识抑郁症

社会对抑郁症存在一些偏见，认为抑郁症是一种让人难以启齿的精神疾病，家里老人得抑郁症了，儿女宁愿说老人是心情不好、想不开，也不及时送医，最终延误了治疗，甚至导致老人自杀。有调查显示，在中国，仅有 2% 的抑郁症患者接受过治疗，约 15% 的抑郁症患者死于自杀。

2. 正确面对老年期抑郁症患者

家人如果不能正确面对老人患有抑郁症，一般表现出三种态度。一种是不重视，采取忽略的方式，认为抑郁没什么，过一段时间就会好。一种是认为只要逗患者开心，病情就会好转。还有一种是看到自家老人患上抑郁症，心里非常内疚，怀疑是自己的原因导致老人生病，甚至认为抑郁症是一种无法治愈的疾病，所以很悲观。

其实，抑郁症早期或者轻度抑郁，通过家人的帮助，患者可能会有好转。如果病情真的很严重，家人的帮助已经无济于事时，则需送老人就医，接受药物治疗和心理治疗。坚持看专科医生，听从医生的意见治疗，抑郁症是可以治愈的。

二、家属的自我心理调适

1. 正确认识疾病，接受自己的情绪

在对抑郁症老人漫长的陪伴和照顾过程中，您可能会产生许多复杂的情绪，或感到沮丧、孤独、内疚、悲伤，或感到害怕、憎恨、无助，希望与绝望交织，痛苦和欢乐并行，这些情绪都是真实存在的，要学会接受自己的情绪，调整心态，多看到事物好的方面，比如通过和老人良性的沟通，老人能对一些事情释然，家属也能感到陪伴老人带来的成就感。

2. 寻找支援，与他人分享

一个人的力量是有限的，通过家人、朋友、社区的支持和帮助，家属能得到放松和休息。如果感觉自己独木难支，可以和家人商量，分工协作。如果还是无法支撑，可以送老人就医，甚至住院，寻求专业人员的帮助。同时尝试将自己陪

伴、照顾抑郁症老人的感受与他人分享，释放自己的情绪。

3. 注意排解压力

照顾和陪伴抑郁症老人可能会给自己带来巨大的精神压力，因此，及时排解压力非常重要。每天要有一些属于自己的时间，在这些时间里，可以睡觉、散步、购物、聚会等等。压力容易使人处于亚健康状态，导致身体出现问题，轻则注意力不集中、烦躁易激动、食欲下降，重则溃疡、高血压、癌症等等。如果出现这些问题，不能轻视，一定要及时去看医生。

4. 照顾好自己

要想照顾好老年期抑郁症患者，先要好好照顾自己。如果自己都失去了健康，又如何照顾别人呢？因此，家属需要保证足够的休息时间，注意饮食的营养搭配，规律地参加锻炼，提高身体的抵抗力，定期体检，防病于未然，让自己拥有健康的身体。

5. 相互取经

如今获取信息方便而快捷，家属可以上网查阅抑郁症相关知识，也可以通过微信群、QQ 群、社区寻找老年抑郁症家属群，共同交流、探讨照顾患者的经验，争取让老人们早日康复。

第三篇

白发三千丈　缘愁似个长

——老年期常见焦虑情绪问题剖析和心理保健策略

（黄霞、王雪、高霞、余波）

孩子们不知道我在担忧什么

总是不厌其烦地问我

我总假装我没啥好担忧的

其实啊，我在说谎

他们担忧我的担忧

我也担忧他们担忧我的担忧

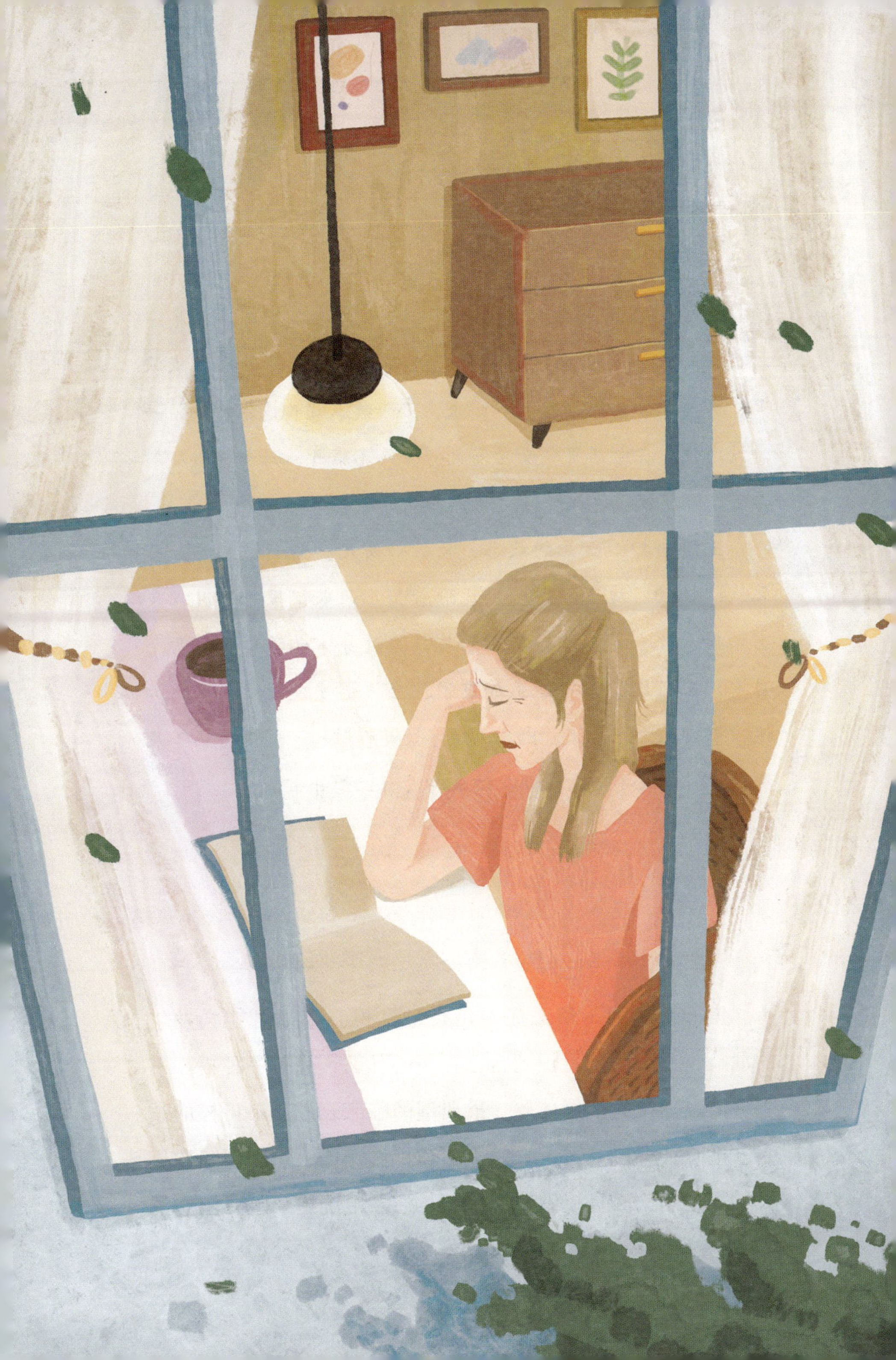

【案例呈现1】

65岁的王阿姨独自生活，有一个女儿在美国工作，半年才回国一次，母女俩平时电话交流。女儿那边近期出了点状况，离婚了，又因疫情没能回来，王阿姨本就心情不舒畅，一时没忍住，在电话里朝女儿发火，女儿不服气，母女俩针尖对麦芒，吵了起来。

王阿姨担心女儿的状态，又担心女儿感染新冠病毒，整天忧心忡忡，魂不守舍。她既盼着女儿来电话报告近况，又害怕接女儿电话，心情非常矛盾，导致身体也不舒服。两个月前，王阿姨身体不适感加重了，症状是呼吸困难，心跳加速，手脚无力、冰凉、出汗，她怀疑是心脏出了问题，去了几次急诊科，做了全面检查，结果却没有丝毫异常。

【案例分析】

问题1　紧张、担心、害怕就是老年期焦虑性障碍吗?

焦虑性障碍（焦虑症）是指过度担心未来可能会发生的危险，不能明确意识到自己在担心什么，只是一种提心吊胆、惶恐不安的情绪体验，最典型的临床表现是不可控的紧张、担心、害怕。跟正常的忧虑和担心相比，焦虑性障碍显得不可控制，而且持续时间更长、涉及范围更广。要注意的是，老年人本身比较容易激怒，会显得烦躁不安、注意力不集中，可能出现睡眠障碍、坐立不安、颤抖、出汗、心动过速、恶心或腹部不适之类的表现。老年人合理范围内的紧张、担心、害怕是正常的，过度的焦虑才是病态的，需要进行干预和治疗。

问题 2　老年期焦虑性障碍有哪些特点?

老年期焦虑性障碍大多发病比较慢，持续时间比较长，症状反复迁延可长达十多年，病情反复发作或不断恶化的老人可能会出现人格改变、社会功能受损。因此，家属应提高对老年期焦虑性障碍的识别能力，一旦发现老人有相应症状，应及时送医，以免延误治疗，使老人承受更多痛苦。

老年期焦虑性障碍的特点可以简单地归为以下三点：

（1）病程≥ 6 个月；

（2）在多数日子里，患者几乎每天都对很普通的事情产生无法控制的过度担忧，常伴躯体症状，如头痛或恶心；

（3）患者有无法忍受的不确定感。

问题 3　什么是濒死感?
反复去急诊科又没啥大问题，我家老人怎么了?

濒死感一般是指惊恐发作时，患者感到一种突如其来的“死期将至”的恐怖。

惊恐发作是一种突如其来的惊恐体验，患者会在短时间内体验濒死感和失控感，一般历时 5~20 分钟，很少超过 1 小时。因为惊恐发作不局限于特定环境，具有不可预测性，所以这类患者就诊的第一场所往往是急诊科。老年人在焦虑症急性发作期间始终意识清醒、高度警觉，伴濒死感或失控感，身体会有心悸、胸痛、胸闷、心动过速、心跳不规律、呼吸困难或过度换气、窒息等症状，同时感到头痛、头晕、眩晕、四肢麻木和感觉异常，也可以有出汗、腹痛、现实感丧失、全身发抖或全身瘫软等症状。一般持续 10 分钟左右便自行缓解，有的需要数天才能恢复，老人反复去急诊科，却检查不出大问题。

问题 4　老年期焦虑性障碍怎么治疗？常用的临床干预有哪些？

1. 全面评估

家属带患者去医院就诊，接诊医生一般会询问焦虑的严重程度、以前做过哪些治疗、过往疾病史等，然后会对老人进行躯体检查。检查包括如下内容：

（1）躯体整体状况。也就是老人的健康和功能状况。

（2）鉴别、诊断、评估。评估是否是其他因素引起的焦虑性障碍，比如躯体情况（甲状腺疾病、维生素 B_{12} 缺乏、心脏疾病及代谢紊乱等），其他神经、精神疾病（抑郁障碍、认知障碍、谵妄和痴呆等），或者老人日常服用的药物的影响。

（3）焦虑性障碍的评估。围绕以下内容对患者和家属展开提问：

A. 患者的精神痛苦症状及症状程度；

B. 为控制症状而采取的行为改变；

C. 回避类型，回避是老年期焦虑障碍的重要特征，但常不被患者所承认。

2. 心理评估和心理保健

后文详细介绍。

3. 循证一线用药

药物治疗的第一步是停用有害或不适宜的药物，如镇静剂、抗胆碱能药物及抗组胺药物，也包括非处方药。

一线及循证治疗药物为5-羟色胺再摄取抑制药（SSRI）、5-羟色胺和去甲肾上腺素再摄取抑制药（SNRI）。

选择特定药物，很大程度上是基于安全性，也就是最大限度地避免药物之间相互作用，以及产生副作用（如过度镇静、认知损害）。

在药物的选择和用量上，有三个方面需要注意。

（1）尽可能避免使用苯二氮䓬类药物。这类药物尽管能快速起到抗焦虑作用，却可能会引起跌倒、认知损害等副作用，对老人来说风险较高，如果一定要用，尽量只用于短期治疗。

（2）逐步增加剂量和找到最低有效剂量。根据患者耐受性，逐渐加量到治疗剂量；优化剂量，根据耐受性提高和病情减轻的情况，找到最低有效剂量。

（3）维持治疗。焦虑症是慢性病，患者和家属要有耐心，做好患者需长期服药的准备，就算选择停药，也应有个过渡期（4~6周），避免焦虑症状反弹。停药以后，也要定期随访，预防复发。一旦复发，需要重新开始治疗。

4. 心理治疗

对于老年期焦虑性障碍，药物治疗要优先于心理治疗，但这并不表明心理治疗不重要，它能对药物治疗的效果起到增强作用。对老年期焦虑性障碍患者使用的心理治疗，用得最多的是认知行为疗法，也就是通过改变患者对自己、对人、对事的看法和态度来解决心理问题，该疗法通常会在药物治疗停止后维持一年的时间。

【案例呈现2】

李大爷从鞋厂退休20年了，今年75岁，家里三个孩子，两个女儿一个儿子。老伴三年前得了肺癌，做了手术，预后还好。去年，李大爷得了肺炎，治好以后，情绪总是不太好，尤其是近半年，老是失眠、焦虑，喉咙也有些不适，去医院做体检，结果又没有什么异常。但李大爷还是忧心自己是不是得了肺癌或者其他老年病。除了自己，李大爷还担心老伴的肺癌复发，每天坐立难安，心慌、胸闷，动不动就出汗。不得已，李大爷去了心理卫生中心检查，被医生诊断为焦虑性障碍。

【案例分析】

问题 1　面对老年期焦虑性障碍，患者和照护者应如何进行自我心理调适？

一、患者的自我心理调适

1. 正确认识焦虑症

要了解焦虑症，就要先知道什么是焦虑。从心理学角度来看，焦虑是指对未知的恐惧。焦虑与恐惧同宗，但也有所差异。焦虑是一种弥散性的恐惧，结果是未知的。

焦虑不等同于焦虑症，虽然只有一字之差，却有着很大的区别。焦虑是人类正常的情绪反应，应该说人人都有，而焦虑症是一种疾病，需要医疗干预，如果放任不管，可能导致更加严重的心理和躯体障碍，对个人生活造成严重破坏。因此，正确识别和治疗焦虑症，对促进身心健康、提升生活质量有重要意义。

2. 保持良好的心态

要保持良好的心态，我们不得不提到病耻感。消除病耻感是保持良好心态的前提。近几年，虽然公众对心理治疗的接受程度提高了许多，但仍有部分老年患者认为做心理治疗就意味着自己的心理出现了问题，自己就是个心理不健康的人，因而对心理治疗敬而远之，容易耽误治疗。

治疗期间，患者也要尽量保持一个开朗的心态，凡事不钻牛角尖，少计较，培养一些怡情的小爱好，例如种种花、逗逗鸟、遛遛狗，转移下注意力，把自己从琐事烦忧中抽离出来。

3. 遵循医生嘱咐，坚持服药治疗

很多焦虑症患者不愿遵医嘱服药，主要是对药物认识不够。家属帮助老人正确认识药物，可有效提高老人的服药依从性。

首先，药品说明书上写了几十条甚至上百条副作用，但并非如大家所想的那样，即该药物副作用多，而是该药物应用成熟，使用人群基数大，副作用被知晓和了解得多。虽然副作用种类多，但是真正出现副作用的可能只是少数患者。实际上，大部分患者服药后的副作用都只是少量的、轻微的，并且会随用药时间的增加逐渐减轻或消失。

其次，是关于药物依赖性的问题。焦虑症作为一种慢性疾病，治疗的周期绝不是一周或者一个月，但也不是每个患者都需要终身服药。我们应该用胰岛素治疗糖尿病的原理来理解终身服药一事。医生确实应该充分考虑服药以后的停药问题，如果必须在控制症状和终身服药之间权衡利弊、做出选择的话，应该以患者良好的生活质量为判断依据，而不是一味地坚持用药或者轻易停药。

最后，家属可以引导患者把关注点集中在药物治疗的积极方面，使其注意到自己微小的进步和治疗效果，感受到药物治疗带来的成效，对医生多一些信任、少一些顾虑，从而提高服药依从性。

二、患者家属的自我照顾和支持

某位 54 岁的女性患者，主诉“心慌、气喘、呼吸困难、睡眠障碍 3 个月”，住院期间不断地向周围的人诉说自己的症状，提出各种各样的要求：不准旁边的患者说话，因为太吵会加重她的不适：不准自己的丈夫哪怕片刻离开病房，因为她害怕自己不舒服的时候没有人帮助她；不断要求见主治医生，让主治医生给自己加药。虽然医生不断解释药物吸收和起效需要一定的时间，但丝毫不能安抚这位患者的情绪。她只能一遍又一遍地让丈夫扶自己去护士站找护士，似乎只有这个行为才能让她获得片刻的安宁。

很多患者会反复向照护者传递焦虑情绪，通过不断确认甚至控制照护者行为的方式来缓解自己的焦虑。对于照护者来说，第一个挑战就是避免被患者的焦虑情绪感染。那么，照护者应该怎么做呢？

1. 照顾好自己，避免被患者的焦虑情绪感染

首先，照护者需要了解一些焦虑症的相关知识，了解老

人的症状，还有医生目前使用的治疗策略。值得一提的是，焦虑情绪可以传染，冷静也可以传染，照护者冷静的表现能够给患者提供最大的安全感和心理支持。

其次，照护者需要科学地调节自己的情绪，发现自己已经处于焦虑情绪之中时，可以采用腹式呼吸、渐进性肌肉放松、冥想和正念训练等方式缓解焦虑。

2. 治疗上，做患者的好助手

照护者照顾好自己之后，可以轻松地参与患者的疾病管理，包括了解患者目前的症状缓解程度、服药状况、日常生活、近期经历的事件等，协助患者做好疾病管理。

3. 生活上，做患者的好朋友

为什么是好朋友而不是父母、子女、妻子、丈夫呢？一方面，大多数患者会按照自己的期望来要求对方，会在对方无法达到自己要求时产生沮丧或愤怒的情绪。另一方面，照护者的过度关心容易演化为包办，事事依着、惯着患者，久而久之，患者的自我照顾能力就会下降，难以回归社会、独立生活。所以，照护者要像朋友一样，在一定程度上给患者提供支持、关心和照顾，同时鼓励患者自我照顾。

4. 情绪上，做患者的好老师

做患者的老师，就是能够通过以身示教，在日常生活中引导患者获得积极情绪，并在患者遇到困难时提供建议和帮助。焦虑症患者有一些常见的性格特征，包括小心谨慎、追求完美、事无巨细、控制感强等，照护者可以有目的地帮助患者在日常生活中不断调整自己的思维习惯，帮助患者意识到自己的性格特征和疾病之间的关系，学会接受生活中的不确定和不完美。

5. 症状上，做患者的好对手

焦虑症患者发病期间，常常让人感觉不可理喻，就连平日里显而易见的道理都跟他们说不通、讲不明，让照护者难以控制自己的怒气。毫无疑问，这种怒气或随之而来的争吵并不能让患者有所改变。在症状的影响下，患者很难仅仅通过他人的批评和指责就能做到改变自己。如果照护者对疾病症状极为了解，就应该明白患者哪些想法、情绪和行为是受症状影响而产生的，哪些是患者的正常表现，在患者发病时，避免采用硬碰硬的方式，避开患者焦虑症状发作的时段。

6. 自杀风险管理上，做患者的安保员

虽然焦虑症患者的自杀风险不像抑郁症患者那么高，大部分焦虑症患者也不会像抑郁症患者一样，被自杀意念持续笼罩，但焦虑症患者也是有自杀风险的。

抑郁症患者的自杀想法或行为通常是因为自觉生命意义丧失，而焦虑症患者的自杀想法或行为更多来自面对症状时的痛苦和失控感。事实上，很多焦虑症患者是害怕死亡的，他们关注自己的健康、自己的疾病，焦虑发作时难以忍受的痛苦才是他们想要自杀的主要原因。相较于抑郁症患者，焦虑症患者

的自杀带有冲动性和非计划性的特点，严重的焦虑发作让患者失去了冷静思考的能力，一闪而过的自杀念头可能瞬间就被他们当成了解决痛苦的救命稻草。如果患者同时患有焦虑症和抑郁症，有可能让患者同时具备自杀的想法和付诸行动的冲动。

无论如何，对焦虑症患者来说，自杀是最坏的结局。为了保障患者安全，照护者一方面需要了解患者关于自杀的想法和态度，另一方面要提高警觉，特别是在患者急性焦虑严重发作的阶段和药物调整的阶段。对患者身边的危险物品、药物等要做到心中有数，必要时代患者保管，避免患者接触。留意患者生活中的蛛丝马迹，例如准备遗书、安排身后事、言语中流露出自杀想法等。一旦发现患者有类似表现，要尽快带患者到医院就诊，并在此过程中做好陪伴，保证患者安全。

问题 2　老年期焦虑性障碍患者的日常自我保健方法有哪些?

1. 调整呼吸

有很多焦虑症的患者有心慌、胸闷、呼吸困难、过度换气的症状，可以有意识地控制呼吸的频率和深度，采用腹式呼吸法。腹式呼吸的训练方法：把手放在腹部，感受深呼吸时腹部的起伏；用鼻子缓慢吸气，心里默数 5 个数，然后屏气，再缓慢用嘴呼气；练习 10 次，每次数数要慢，吸气与呼气之间注意屏气。

2. 自我放松训练

放松训练的方式有很多，临床上用得较多的是渐进性肌肉放松。很多网站和 App 中都有指导语，建议读者选用音频格式的，边听边练习。要注意的是，必须坚持才能有效果，需要一定的时间投入。另外，一些专业网站上还可以找到冥想和正念训练的音频，这些训练对焦虑症的控制都很有好处。

3. 饮食建议

惊恐障碍患者要有计划地停止食用含咖啡因的食物；服药期间，尤其是服用苯二氮䓬类药物期间，应禁止饮酒。

4. 活动建议

适当活动可以放松肌肉、增强代谢，同时还可以通过改善循环系统、消化系统，促进内啡肽释放，减轻焦虑症状。焦虑症患者可以制订有规律的活动计划，比如每天 20 分钟的体操、健身、舞蹈或其他体育锻炼等。老年患者由于身体机能的退化以及钙流失，运动时应循序渐进，量力而行，注意预防跌倒和体位性低血压的发生。对于老年患者来说，常规的散步是很好的选择。

5. 心理自助

心理治疗成本高昂，患者需要投入大量的金钱和时间成本，因此，一些心理自助的方式或许可以成为一些没有时间或者没有经济条件的人的选择。

心理自助主要是通过文学作品、影视作品、网络资源、互助活动或非系统性的专家指导，来解决患者的心理问题或缓解患者的症状。通过自助学习，增加对疾病的了解，也利于和医生、治疗师达成更好的合作。

第四篇

善感多愁易惹伤　倾盆雨后自彷徨
园中花叶无凋落　墙外瓜藤更躁狂

——老年期双相情感障碍问题剖析和心理保健策略

（曾玉、易显文、章艳）

我只是想不通

不算辽阔的脑袋里

怎能装下那么多东西

电闪雷鸣、乌云、风暴

后来我懂了

脑海也是海

心门也是门

没人看见我脑海里的巨浪

也没人看见我心门里的纷扰

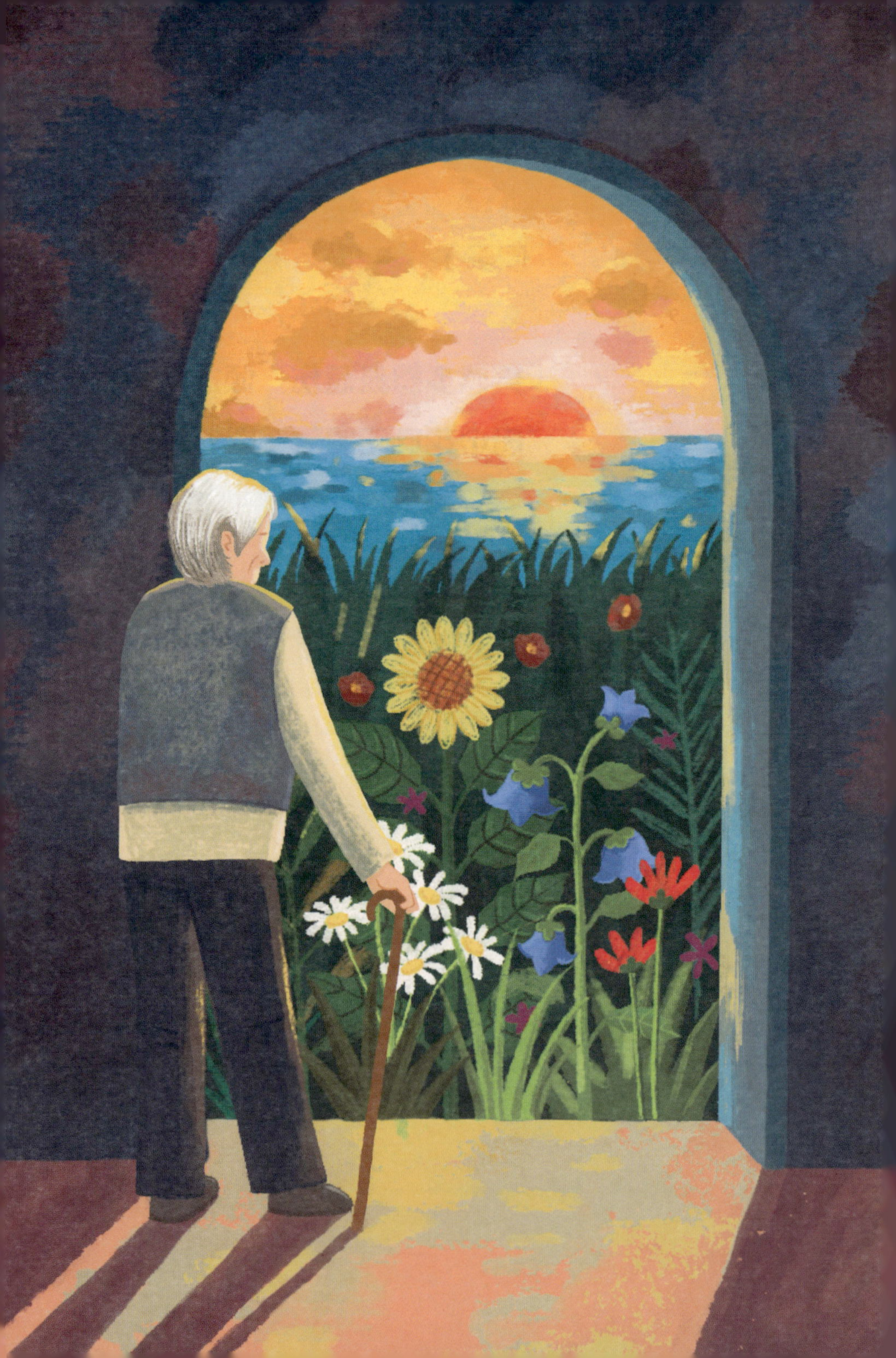

【案例呈现】

67岁的王大爷近期有些异常，看见人就跑去搭讪，总觉得跟任何人都很熟；不停抽烟，还四处乱跑；稍不如意就谩骂家人，乱砸东西；晚上只睡2~3个小时，第二天却仍然精力充沛。让家里人很是困扰。

原来，王大爷六七年前就被接连诊断出抑郁症、双相情感障碍，经过治疗，病情还是反复发作。尤其是双相情感障碍，每次发作，王大爷都很亢奋，容易激动，在外面，看到女性就喊人家大姐，看到男性就叫大哥，闹了不少笑话，惹了不少麻烦。不仅如此，王大爷还会间歇性陷入抑郁情绪，日坐愁城，觉得自己一无是处，日子没一点希望，没过几天又持续之前的症状，觉得自己很厉害，四处乱窜。如此反复，给自己和家人带来许多困扰。

【案例分析】

问题1　我家老人时而脾气暴躁，时而闷声不语，到底怎么了?

你家里是否也有像王大爷这样的老人？以前还好好的，突然变得很自我，情绪阴晴不定，有时对人热情、好管闲事，有时暴跳如雷，甚至骂人、摔东西，有时候又闷闷不乐，不愿和人交流，经常头晕、乏力、恶心，甚至出现幻觉、妄想等症状。家人因此感到困惑，只知他变了，却不知他为什么变了，其实老人也很难受。那他是怎么了呢？其实他跟王大爷一样，生病了。刚开始发现老人的变化，甚至社会功能都出了问题，家属常以为老人是因某些事不开心，可是情绪反反复复，甚至持续长达数年，家属就要考虑老年期双相情感障碍的可能性。

问题 2　老年期双相情感障碍的特点有哪些？

双相情感障碍到底是什么呢？从字面“双相”上说，就是躁狂和抑郁两种状态交替出现的一种情感性精神疾病，有时以躁狂为主，有时以抑郁为主。躁狂相的特征是兴奋、激动、乐观、情绪高涨，抑郁相恰恰是另一极端，特点是忧郁、悲观、沉静、情绪低落，患者的社会功能受损，严重影响日常生活。

老年期双相情感障碍和其他双相情感障碍的区别在于，老年患者大多是抑郁相时情绪低落的表现不是很明显，更多的是头痛头晕、心慌胸闷、四肢乏力之类的躯体不适；躁狂相的主要表现是话多、易激惹、兴奋躁动、到处乱跑、爱管闲事等，但很少出现冲动、暴力行为。对于老年期双相情感障碍的患者，家属要注意其认知功能方面是否受损，一旦发现受损，一定要及时干预和治疗。

问题3　哪些情况更容易引发老年期双相情感障碍?

1. 有家族史

亲属中有人患过此类疾病，是一个高发因素。

2. 有酗酒或者物质依赖

老人是否长期大量饮酒，但最近几年戒酒了呢？有研究发现，长期饮酒者一旦离开酒精，出现双相情感障碍的可能性比较大。需注意的是，不是继续饮酒就能治病，长期饮酒会造成酒精依赖，导致肝脏、大脑等多个器官的损伤，甚至引发精神和行为问题。持续、反复使用精神活性物质或药物，也容易引发老年期双相情感障碍。

3. 遭遇过应激事件

一方面，老人年轻时经历的磨难，如战争、地震、火灾、泥石流等等，会给身心留下无法磨灭的创伤，到年老时爆发心理、精神问题；另一方面，随着年龄增长，老人的身体越来越衰弱，经济水平下降，面对负性事件的心理防线比较弱，遇到不如意时，容易应激。

4. 心理因素

老人的性格如果偏向胆怯、缺乏安全感、不自信、过度依赖他人、过度在意他人等，患双相情感障碍的风险就更高一些。

5. 婚姻及家庭因素

孤独最易引发心理、精神问题，所以离异或者丧偶的独居者中，双相情感障碍更为常见。

6. 代谢综合征

双相情感障碍的患病率，有代谢综合征的患者约是普通人的2倍，尤其是患有糖尿病、甲状腺功能异常等疾病的患者。

问题4 如何治疗老年期双相情感障碍？

1. 药物治疗

老年期双相情感障碍主要以药物治疗为主。选择药物治疗方案前，家属应详细告知医生老人以前的患病情况、目前用药情况等，医生经过检查，综合权衡老人的身体状况后，通常选择代谢快、安全性高的药物，遵循个体化用药、低剂量起始、分次给药的原则，对老人进行药物治疗。

一般来说，老年期双相情感障碍的药物治疗以情绪稳定剂为主，比如锂盐、丙戊酸盐、拉莫三嗪等，若是情绪低落期，可以合并使用副作用小的抗抑郁药，必要时可以合并使用抗精神病药物。

2. 综合治疗

除了药物治疗以外，还推荐老年期双相情感障碍患者进行认知行为治疗、家庭治疗和人际与社会节律治疗等，必要时还可以考虑行 MECT（Modified Electro-convulsive Therapy，改良电休克）治疗。

问题 5　老年期双相情感障碍的预后和遗传情况如何？

比起单相抑郁症和单相躁狂症，双相情感障碍的预后比较差，长期随访发现，只有约 7% 的患者不会复发，45% 的患者会出现一次以上的复发。双相情感障碍预后不良，一般和情绪障碍的程度重、大脑病变和患有严重躯体疾病、患者治疗依从性差、治疗后遭遇负性事件等因素有关。

虽然双相情感障碍有很高的复发率，但它有一定的自限性，也就是它具有能够自我缓解、自行消散的特点。当然，这依赖于患者拥有的治疗条件，比如良好的社会支持、自身的躯体状况、自身的认知能力等。

预示老年期双相情感障碍预后良好的主要特征：

（1）起病于 70 岁以前；

（2）疾病持续时间短；

（3）病前状况良好；

（4）没有严重的躯体疾病；

（5）上一次发作后恢复良好；

（6）持有坚定信仰（宗教信仰、政治信仰、哲学信仰等等）。

双相情感障碍的生理和遗传特征有：女性患病率为男性的 2 倍；具有明显的家族聚集性，遗传倾向比精神分裂症、抑郁症更为突出，属于多基因遗传，血缘关系越近，发病风险越高。

患者和家属也不要太悲观，这种遗传容易被环境因素、药物影响打断，对患者的治疗、环境及心理因素的改变，都可以改变遗传的概率。

问题6　面对患有双相情感障碍的老年人，家人需要特别关注什么？

照顾患有双向情感障碍的老人，家属要特别注意以下几点：

（1）双相情感障碍有反复发作的特点，需长期治疗，及时识别复发症状，不延误治疗，对预防复发有重要作用。家属要关注老人是否有睡眠障碍，如入睡困难、睡眠浅、易惊醒、早醒、经常做噩梦等；是否有自主神经功能失调，如头痛、头晕、无力、心慌、食欲不佳、消瘦等；是否有情绪障碍，如抑郁、消沉、敏感多疑或焦虑、亢奋、易怒、躁动等；是否有幻觉、妄想等精神症状；是否有注意力不集中、话多、爱管闲事等。如果出现上述症状，就说明病情复发，需要及时就医。

（2）老年期双相情感障碍患者对药物的吸收、代谢能力较年轻人有所下降，对于他们来说，药物起效时间较长，且治疗效果可能达不到年轻人的效果，家属不能操之过急。

（3）老年期双相情感障碍患者合并躯体疾病的情况较多，家属应注意患者本身躯体疾病的治疗，必要时联系各科医生会诊治疗。

（4）老年期双相情感障碍的患者多伴有记忆下降、认知功能受损和自知力不全（也就是不能察觉自己有病）等症状，应加强监护，由家属保管药物，监督老人严格遵医嘱服药，避免老人擅自减、停药。

（5）老年期双相情感障碍患者需定期门诊随访，最好每次由家属陪同，一方面确保路上安全，另一方面，患者可能对病情描述不清或者记忆不准确，家属可以在一旁补充。

（6）当老人出现病情变化、躯体症状时，应及时送老人去医院就诊。另外也要注意防范老人的自伤、自杀风险。

问题 7　面对患有双相情感障碍的老年人，如何识别其自杀倾向，预防其自杀？

自杀，一般经历自杀意念、自杀意图、自杀行为三个阶段。如果能监控老人自杀意念的形成，我们就有望从源头预防自杀行为的发生。患者自杀意念的产生，有可能是大脑的器质性病变，导致情绪认知调节功能受损，也有可能是患者在生活中遭遇重大创伤，极度痛苦，想通过死亡来获得解脱，如果家属留意，很容易窥见端倪。到了自杀意图的阶段，其实就是在考虑实施自杀计划了，有的老人会小心谨慎地规划，免得被家人发现，也有的老人会直接发出高危信号，比如“我不想活了”“我想跳楼”，或者跟家人交代遗产继承、债务问题，这时候家属就要提高警惕，及早干预。

自杀行为发生时，可能会出现一些意外，打断老人的自杀行为，这时老人就有可能放弃自杀计划，因为自杀意愿通常不会维持太久，意愿最强烈时如果没有付诸行动或者失败了，其强度就会逐渐减弱。

总的来说，对于老人自杀这件事，越早干预越好，越早干预就越能预防悲剧的发生。对此，家属需要这样做：

（1）留意可能导致老人自杀的危险因素。导致自杀的危险因素有很多，常见的有社会孤独、自身性格、自杀家族史、应激事件、躯体疾病、精神障碍（抑郁、双相情感障碍）、酒精依赖等。

（2）了解自杀预防知识。家属可以多了解自杀者一般都有哪些表现，学会发现自杀的线索；了解各种自杀方式的危险性以及应对策略；了解危机干预中心、自杀预防中心、精神病院等机构的基本信息和联系方式；了解衰老过程中的器官退行性改变，有针对性地提升老人的生活质量，避免老人出现自杀意图。

（3）必要时可诉诸心理危机干预机构，尤其是针对自杀危险性很高或者自杀未遂的患者。

问题 8　面对情绪激动的患双相情感障碍的老年人，家人如何处理？

老人的病情发作时，家属可以从躯体、心理、行为三个方面进行处理。

1. 躯体方面

双相情感障碍发作时，患者会忽视自己的生理需求，如进食、睡眠等等。这时家属要注意老人的进食和睡眠，进食上，多给老人吃容易消化的食物，尽量少食多餐，补充身体所需的营养与水分；睡眠上，白天为老人合理安排活动，减少卧床时间，晚上保证安静的睡眠环境。

2. 心理方面

老人躁狂发作时，很容易发脾气，家属可以把老人转移到宽敞、安静的地方，这样有助于老人静下来，减少愤怒情绪。如果是抑郁发作，老人会情绪低落，把自己藏起来，家属就要主动跟老人沟通，让老人意识到自己很多负面想法的不合理。如果察觉到老人的情绪难以调节，家属一定要送老人去医院就诊。

3. 行为方面

当老人躁狂发作时，自控能力降低，可能会出现冲动、攻击行为，家属可以适时提供枕头、布娃娃、沙袋等物品，让老人将这些物品想象成想打的人，以此发泄情绪。如果是抑郁发作，老人就比较容易出现自伤、自杀行为，家属需要收起家里的危险物品，必要时寻求专业医生的帮助。

问题9　家人如何做好老年期双向情感障碍患者的药物护理?

双相情感障碍的治疗目前以口服药物为主。家人的首要责任，就是监督老人服药，保证治疗顺利进行。

（1）定时定量服药。帮助老人定时定量服药，防止老人吐药、藏药，或者积攒药物，企图用来自杀。

（2）注意观察药物副作用，比如反应迟钝、少动、表情呆滞、流涎、双手震颤或烦躁不安等，若有必要，应及时带老人就诊。

（3）定期复诊。服用药物期间，患者肝脏、血细胞等可能会受到影响，所以家人要定期带患者到医院做相关检查。

（4）注意预防体位性低血压。服药期间患者可能会发生体位性低血压，特别是进食不佳、伴心血管疾病、有体位性低血压史者，家属要嘱咐老人在改变体位，如起立或起床时，动作越缓慢越好。如果出现体位性低血压，老人面色苍白、出冷汗，家属可以帮助老人就地平卧，采取头低脚高位（脚抬高30°），严重时到医院就诊。日常生活中，可以进行起床三步曲：醒后躺10秒，坐10秒，站10秒，再开始活动。

（5）当老人感到眩晕、心慌、乏力时，要立即坐下或躺下，防止跌倒。

问题10 如何帮助患有双向情感障碍的老年人恢复正常生活?

1. 提供安全的居住环境

老人的居室要力求安全，尽量做到设施简单、环境整洁、无噪声，保持适宜的温度和湿度。室内不要放置危险品，如刀、剪、绳、过多药物等。老人同照护者一起生活，有利于病情的好转。

2. 鼓励老人参加娱乐活动

家属和老人一起参与一些娱乐活动，比如逛公园、旅行、做美食等等，可以分散老人对疾病的注意力，增加老人对生活的兴趣和信心。

3. 寻求社会资源的支持

尽量为患者营造良好的人际交往环境，让老人有更多的情感资源（单位、社区、专业人士），有利于老人康复。

4. 抱有同理心

老人的疾病总会给家庭带来一些麻烦，他们难免会有愧疚心理，如果家属对其不够尊重，甚至指责老人，就容易刺激到老人的自尊心，导致病情加重。为此，家属一定要对老人抱有高度的同理心，尊重老人的人格和在家里的地位，平等地与老人沟通、交流。但也不要过分照顾老人，让老人养成依赖照护者的习惯，这不利于疾病康复。

5. 营造良好的家庭气氛

良好的家庭氛围对精神疾病患者的治疗十分有利，反之则容易使病情加重，所以家庭成员之间应该团结、友爱，避免言语或者肢体冲突，做到互敬、互爱、互信、互慰、互勉、互让、互谅。

第五篇

残灯明灭枕头欹　谙尽孤眠滋味

——老年期失眠问题剖析和心理保健策略

（汪燕苹、宫晓鸿）

数了一千多只羊
还是睡不着
脑子里有个开关多好
随时关掉清醒
和烦恼
坏了，第一千五百只羊丢了
又要从头数起
活着何须清醒，不过如此寂寥

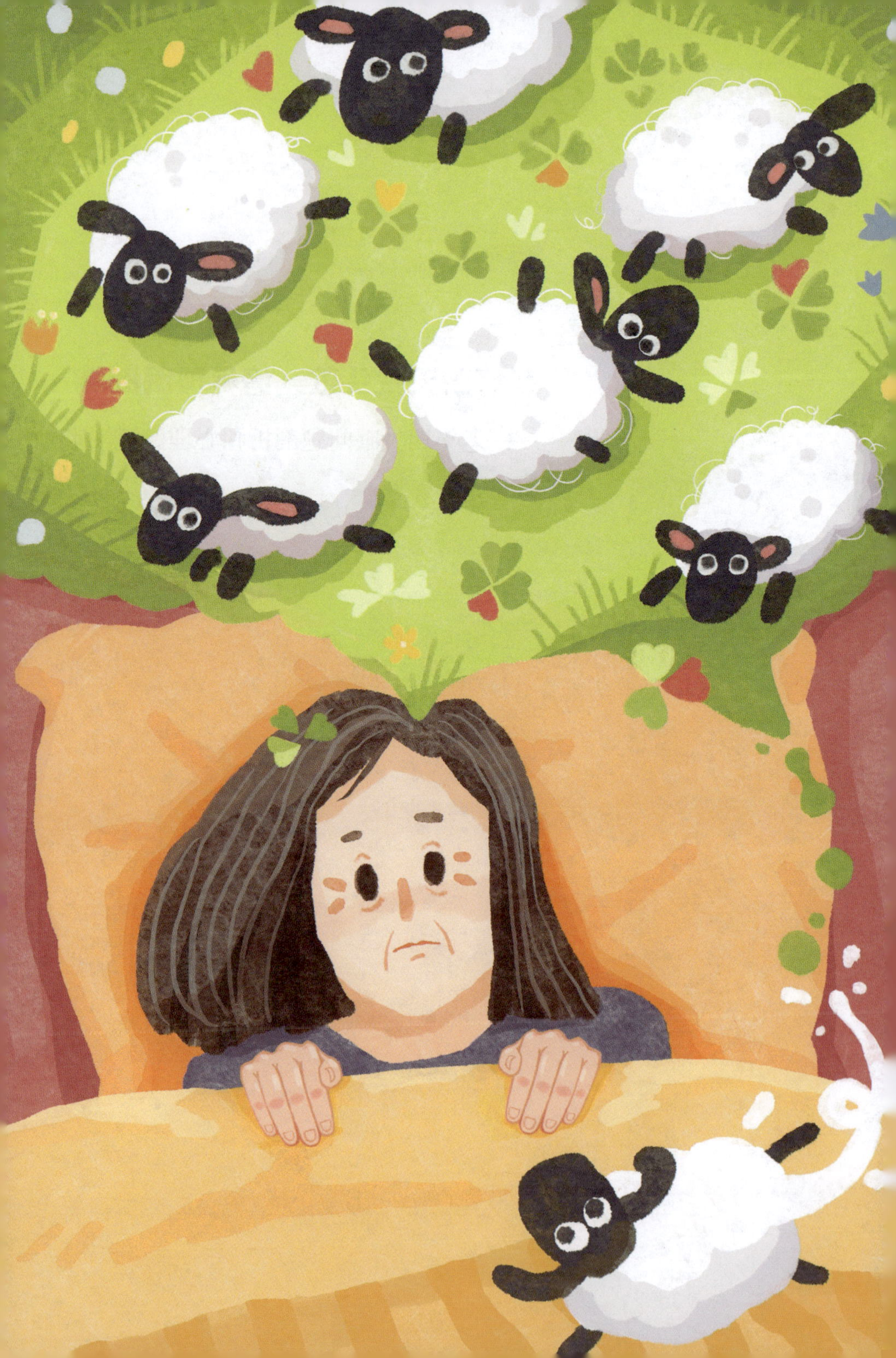

【案例呈现】

68岁的张老退休5年，和老伴一起生活，老两口相处和睦，除了张老有糖尿病，两人身体还算硬朗，经常到子女们所在的城市帮忙照看孙子。

最近张老不知道怎么了，总感觉白天提不起精神，身体也不舒服，但又说不出来哪里不舒服，记性还不好，老忘事，也不想出门，不想说话。老伴就拉着张老去了医院检查，经过医生询问，原来是睡眠不好，入睡难，噩梦多，易被惊醒，还经常说梦话。医生提醒两位老人，因为睡眠的生理重要性仅次于呼吸和心跳，是身体恢复、巩固记忆的重要环节，所以张老才会记性不好、容易疲乏。

【案例分析】

问题1 老年人难以入眠的常见原因有哪些？

1. 生理因素

人体分泌的褪黑素是诱导睡眠的主要因素，老年人的各系统功能均有不同程度衰退，因此褪黑素的分泌也会不足，从而影响睡眠质量。

2. 病理因素

躯体疾病如糖尿病、冠心病、风湿病、脑血管疾病等，精神疾病如抑郁症、焦虑症、妄想症等，都会影响老年人的睡眠质量。

3. 药物因素

老年人经常服用的各种药物，比如某些治疗帕金森病的药物、降压药、糖皮质激素、利尿剂、支气管扩张剂、抗抑郁药等等，都会引起失眠，镇静催眠药也可能引起继发性失眠或加重呼吸睡眠暂停综合征。

4. 环境因素

老年人入睡潜伏期长、深睡眠时间缩短，对环境要求较高。环境的变化、光线过强、噪声、高温、低温、时差反应等，都会导致老年人失眠。

5. 社会心理因素

步入老年期，可能面临退休、丧偶、慢性病、经济来源减少等诸多生活改变，容易引起老年人的不良情绪，比如焦虑、抑郁等等，影响睡眠质量。

6. 不良生活习惯

有些老年人有长期吸烟、饮酒的不良嗜好，酒精、香烟中的尼古丁均对大脑有一定刺激性，很可能导致失眠。还有部分老人有睡前进食、饮茶等生活习惯，也会影响睡眠质量。

7. 老年人常见异态睡眠

（1）睡眠呼吸暂停综合征：老年人机体出现生理、病理变化时，比如头颈部肌肉松弛、肥胖，睡觉时就容易呼吸道不畅通，导致打鼾、睡中憋醒，严重影响睡眠。

（2）不宁腿综合征：傍晚安静时或晚上上床后，腿部有局部痛痒感、虫爬感、针刺感、沉胀感、烧灼感等，影响睡眠。

（3）周期性肢体运动障碍：以下肢为中心的不随意运动，定期以同样的形式出现，比如大拇指伸展，踝关节、膝关节部分性屈曲，有时也可累及髋部，影响睡眠。

（4）REM（快速眼动）睡眠行为障碍：出现逼真的且具有暴力色彩的梦境，睡眠中可表现出与梦境有关的梦话或肢体动作，导致睡眠质量下降。

问题 2　老年人出现失眠，可以用哪些方式评估失眠情况？

（1）多导睡眠图（Polysomnography，PSG）：记录睡眠中脑电图（Electroencephalogram，EEG）、肌电图（Electromyogram，EMG）、眼电图（Electrooculogram，EOG）、呼吸、血氧饱和度等指标。多导睡眠图虽然并非必须进行的项目，但有助于量化评估患者夜间睡眠的结构，以及明确睡眠障碍的具体类型。

（2）多次小睡眠潜伏期试验（Multiple Sleep Latency Test，MSLT）：主要用于评估失眠患者的日间嗜睡情况。

（3）匹兹堡睡眠质量指数（Pittsburgh Sleep Quality Index，PSQI）：包括睡眠时间、个体对睡眠的主观感觉、他人对患者睡眠情况的观察等。评估受试者近 1 个月的睡眠情况等，总分

≥ 5 分，提示存在睡眠不佳。

（4）失眠严重程度指数（Insomnia Severity Index，ISI）：量表评估受试者近两周的失眠症状，总分≥ 8 分提示存在失眠。

（5）Epworth 嗜睡量表（Epworth Sleepiness Scale，ESS）：评估白天嗜睡程度，总分0~9分为正常，10~15分为可疑嗜睡，16~24 分为过度嗜睡。

（6）睡眠日记：患者每天详细记录与睡眠有关的信息，比如上床前做了什么、饮食情况、上床时间、中间醒来次数、起床时间、做梦情况、第二天精神怎样、是否影响生活和工作。家人观察患者的睡眠情况，如睡觉中是否打鼾、说梦话等。睡眠日记是国际公认的辅助检查是否存在睡眠障碍的方法，这个记录通常持续几个星期。

（7）临床心理学评估：采用精神病学筛查量表，如简明症状量表、贝克抑郁量表等，检查患者是否存在精神障碍的共病，对患者心理症状和情绪进行监测及量化等。

（8）其他评估方式：失眠患者在其他方面也可能表现出一定特征性，如下丘脑－垂体－肾上腺轴相关激素的实验室检查提示其活动增加，觉醒水平升高，表现为血皮质醇升高、心率变异性增高等；影像学检查可见睡眠、觉醒相关脑区（如边缘叶、丘脑等）代谢活动发生改变，在觉醒期和 NREM（非快速眼动）睡眠期代谢降低。在这些认知相关的任务中，失眠患者的功能脑区活动较正常者少。

匹兹堡睡眠质量指数（PSQI）量表

条目	项目	评分			
		0 分	1 分	2 分	3 分
1	近 1 个月，晚上上床睡觉通常在 __ 点钟				
2	近 1 个月，从上床到入睡通常需要 ___ 分钟	□≤ 15 分钟	□ 16~30 分钟	□ 31~60 分钟	□≥ 60 分钟
3	近 1 个月，通常早上 __ 点起床				
4	近 1 个月，每夜通常实际睡眠 __ 小时（不等于卧床时间）				
5	近 1 个月，因下列情况影响睡眠而烦恼				
	a. 入睡困难（30 分钟内不能入睡）	□无	□< 1 次 / 周	□ 1~2 次 / 周	□≥ 3 次 / 周
	b. 夜间易醒或早醒	□无	□< 1 次 / 周	□ 1~2 次 / 周	□≥ 3 次 / 周
	c. 夜间去厕所	□无	□< 1 次 / 周	□ 1~2 次 / 周	□≥ 3 次 / 周
	d. 呼吸不畅	□无	□< 1 次 / 周	□ 1~2 次 / 周	□≥ 3 次 / 周
	e. 咳嗽或鼾声高	□无	□< 1 次 / 周	□ 1~2 次 / 周	□≥ 3 次 / 周
	f. 感觉冷	□无	□< 1 次 / 周	□ 1~2 次 / 周	□≥ 3 次 / 周
	g. 感觉热	□无	□< 1 次 / 周	□ 1~2 次 / 周	□≥ 3 次 / 周
	h. 做噩梦	□无	□< 1 次 / 周	□ 1~2 次 / 周	□≥ 3 次 / 周
	i. 疼痛不适	□无	□< 1 次 / 周	□ 1~2 次 / 周	□≥ 3 次 / 周
	j. 其他影响睡眠的事情	□无	□< 1 次 / 周	□ 1~2 次 / 周	□≥ 3 次 / 周
	如有，请说明：				

（续表）

条目	项目	评分			
		0分	1分	2分	3分
6	近1个月，总的来说，您认为您的睡眠质量	□很好	□较好	□较差	□很差
7	近1个月，您用药物催眠的情况	□无	□<1次/周	□1~2次/周	□≥3次/周
8	近1个月，您常感到困倦吗？	□无	□<1次/周	□1~2次/周	□≥3次/周
9	近1个月，您做事情的精力不足吗？	□没有	□偶尔有	□有时有	□经常有

记分方法

成分	内容	评分			
		0分	1分	2分	3分
A．睡眠质量	条目6计分	□很好	□较好	□较差	□很差
B．入睡时间	条目2和5a计分累计	□0分	□1~2分	□3~4分	□5~6分
C．睡眠时间	根据条目4的应答计分	□>7小时	□6~7小时（不含6小时）	□5~6小时（含6小时）	□<5小时
D．睡眠效率	以条目1、3、4的应答计算睡眠效率*	□>85%	□75%~85%（不含75%）	□65%~75%（含75%）	□<65%

（续表）

成分	内容	评分			
		0 分	1 分	2 分	3 分
E. 睡眠障碍	条目 5b–5j 计分累计	□ 0 分	□ 1~9 分	□ 10~18 分	□ 19~27 分
F. 催眠药物	根据条目 7 的应答计分	□无	□＜1 次 / 周	□1~2 次 / 周	□≥ 3 次 / 周
G. 日间功能障碍	条目 8 和 9 的计分累计	□ 0 分	□ 1~2 分	□ 3~4 分	□ 5~6 分

注：* 睡眠效率计算方法：

$$睡眠效率 = \frac{条目4（睡眠时间）}{条目3（起床时间）- 条目1（上床时间）} \times 100\%$$

总分 =A+B+C+D+E+F+G

0~5 分，睡眠质量好；6~10 分，睡眠质量还行；11~15 分，睡眠质量一般；16~21 分，睡眠质量很差。

失眠严重程度指数（ISI）量表

1. 描述您最近（例如：最近 2 周）失眠问题的严重程度					
	无	轻度	中度	重度	极重度
a. 入睡困难	0	1	2	3	4
b. 维持睡眠困难	0	1	2	3	4
c. 早醒	0	1	2	3	4

（续表）

2. 对您当前睡眠模式的满意度				
很满意	满意	一般	不满意	很不满意
0	1	2	3	4

3. 您认为您的睡眠问题在多大程度上干扰了您的日间功能（如：日间疲劳，处理工作和日常事务的能力、注意力、记忆力改变，情绪变化，等）				
没有干扰	轻微	有些	较多	很多干扰
0	1	2	3	4

4. 与其他人相比，您的失眠问题对您的生活质量有多大程度的影响或损害				
没有	有一点	有些	较多	很多
0	1	2	3	4

5. 您对自己当前睡眠问题有多大程度的担忧 / 沮丧				
没有	一点	有些	较多	很多
0	1	2	3	4

所有 7 个条目评分相加 = 总分，总分范围 0~28 分。

0~7 分：无临床意义的失眠；8~14 分：亚临床失眠；15~21 分：临床失眠（中度）；22~28 分：临床失眠（重度）。

Epworth 嗜睡量表

序号	在以下情况有无打盹、嗜睡的可能性	得分			
		0= 从不	1= 很少	2= 有时	3= 经常
1	坐着阅读书刊				
2	看电视				
3	在公共场所坐着不动（例如在剧场或开会）				
4	作为乘客在汽车中坐 1 小时，中间不休息				
5	在环境许可时，下午躺下休息				
6	坐下与人谈话				
7	午餐不喝酒，餐后安静地坐着				
8	遇堵车时停车数分钟				
总分					

0~8 分为正常，9~12 分为轻度嗜睡，13~16 分为中度嗜睡，＞16 分为重度嗜睡。

问题 3　照料失眠老人，家人应注意哪些事项？如何做好失眠老人的家庭护理？

一、照料失眠老人时，家人应注意的事项

1. 了解老人的睡眠特点

受生活习惯、年龄、性别、性格等因素影响，每个人在

睡眠时间上存在明显差异，一般老年人睡眠时间在5~7小时，且老年人夜间睡眠时间缩短，白天有打盹的情况。

2. 寻找失眠原因

造成失眠的因素主要有生理因素、躯体疾病因素、精神疾病因素、社会和心理因素等，只有找到原因，家属才能对症下药，帮助老人解决失眠问题。

3. 如果老人睡觉时鼾声如雷，而且有憋气情况，就要警惕睡眠呼吸暂停综合征了

面对睡眠呼吸暂停综合征，家属需要注意以下几点：

（1）一般护理。老人的睡眠呼吸暂停综合征有可能是由肥胖导致的，所以家属需要控制老人的饮食，鼓励老人运动，以达到减肥的目的；让老人平时尽量选择侧卧，睡前避免饮酒和服用镇静、安眠药物。

（2）积极治疗有关疾病，如肥胖症、扁桃体肥大、黏液性水肿、甲状腺肿大等。

（3）遵医嘱，根据患者情况，选用合适的医疗器械，如鼻扩张器、呼吸机等。

（4）遵医嘱，根据患者情况，选用合适的药物，包括呼吸兴奋剂以及帮助上气道开放的药物。

（5）病情严重者，经专科医生评估后，可行腭－咽成形术治疗。

二、在详细了解了老人睡眠特点及失眠原因后，有针对性地做好日常护理

（1）提供光线适宜、空气流通、安静、舒适的睡眠环境。

（2）培养老人良好的睡眠习惯，帮老人养成规律的作息，老人难以入睡时尽量不让老人在卧室活动，有睡意再上床睡觉。

（3）失眠患者的饮食原则：晚餐不宜过饱或过少，睡前勿喝咖啡、浓茶或其他含咖啡因的饮料，多食清淡而富有营养的食物，多食用含钙较高的食品。

（4）调节情绪。遇到容易产生消极情绪的事件时，尽快调整老人的心态，避免对睡眠造成影响。平时生活中，要多开导老人，减少老人的消极情绪。

（5）注意助眠药物的使用。如果老人还有其他躯体疾病，需要合并使用其他药品或保健品时，应及时告知医生，在医生指导下用药，避免药物合用发生不良反应。

（6）老年人运动时的注意事项：

1）循序渐进且持之以恒，每天运动时间不超过两小时，每次半小时左右。患有内科疾病的老年人应在医生指导下进行运动。

2）选择合适的运动项目。避免激烈运动，不能做头部向下的运动，如倒立、弯腰低头、翻滚、前俯后仰等。

3）避免憋气用力的运动，如举重、引体向上、俯卧撑、拔河等。

问题 4　如何对失眠老人进行心理保健？

心理压力对失眠的形成有重要影响，积极、正确的减压方式可以帮助因心理因素导致失眠的老人改善睡眠质量，对此，我们推荐以下几种心理减压方法。

（1）稳定情绪。保持积极、稳定的情绪状态，避免操心、生气。睡前保持情绪稳定，是安然入眠的必要前提。

（2）深呼吸。因压力过大而紧张、焦虑时，做几次深呼吸，让新鲜空气缓慢地进入体内，再缓慢地将二氧化碳呼出。如此反复，可使身心得到放松。

（3）冥想。当入睡困难时，可采取平时安睡的习惯姿势，想象自己在柔软的沙滩或静谧的森林，全身放松，呼吸缓慢加深。

（4）鼓励老人寻求支持，比如向亲人、朋友倾诉，宣泄不良情绪，释放压力。

（5）鼓励老人学习心理卫生常识，可以消除导致失眠的焦虑和紧张情绪，即“修性以保神，安心以全身”。

问题 5　老年人睡不着，吃不香，越来越瘦，该如何进行营养调节？

想要给老年人进行营养调节，要注意以下几点：食物尽量多样化；能量的供给和机体需要量相适应；适量增加运动，避免肥胖；烹调易咀嚼、吞咽和消化的食物；遵医嘱使用营养补充剂、特殊医学用途配方食品。

如何进行具体的营养调节呢？

（1）谷类为主，粗细搭配。老年人每天应摄入谷类200~400克。

（2）适量摄入鱼虾、禽肉、畜肉及蛋类食物，保证优质蛋白供应。如果老人患有慢性肾功能不全等疾病，尽量在医生指导下控制蛋白质的摄入量。

（3）适量摄入奶类、豆类制品。每天应摄入250~300克鲜牛奶或相当量的奶制品，以及30~50克的大豆或相当量的豆制品。

（4）保证果蔬的摄入。每日蔬菜摄入推荐量为350~400克，水果为100~200克。

（5）控制油脂食用量。减少动物性油脂摄入，平均每日植物油食用量应在20~25克。

（6）保持低盐饮食。饮食宜清淡，每日食盐摄入量以不超过5克为宜。

（7）足量饮水。推荐每日饮水量1.5~1.7升，以温热的白开水为主，少喝浓茶和饮料。

（8）限制饮酒。每天摄入的酒精量，男性不超过25克，女性不超过15克。患肝炎、肝硬化、食管炎、胃炎、胃溃疡等疾病的老年人平时不能饮酒，疾病治疗期间也不宜饮酒。

（9）合理使用膳食补充剂、营养强化食品。非液体食物摄入总量每日不足 1000 克时，可遵医嘱使用膳食补充剂进行补充。

（10）合理安排饮食，增进食欲，用餐宜采用三餐两点制（三正餐两加餐），必要时可少食多餐。

（11）虚弱的老年人宜辅助或陪伴进食。体弱多病、自理能力有缺陷的老年人，可由家人陪伴用餐，增强用餐的信心，提高用餐的乐趣，保证足够的营养摄入。

第六篇

叹息老来交旧尽　睡余谁共午瓯茶

——老年丧失的问题剖析和心理保健策略

（罗亚、左文秀）

你活着

是我的羁绊和依靠

你走后

还是我的羁绊和依靠

你走出时间的河流

在岸边对我笑

你曾涉过的时间之河啊

万物生长，水草丰茂

却留我孤独前行

向着遥远的月光、夜雾与海潮

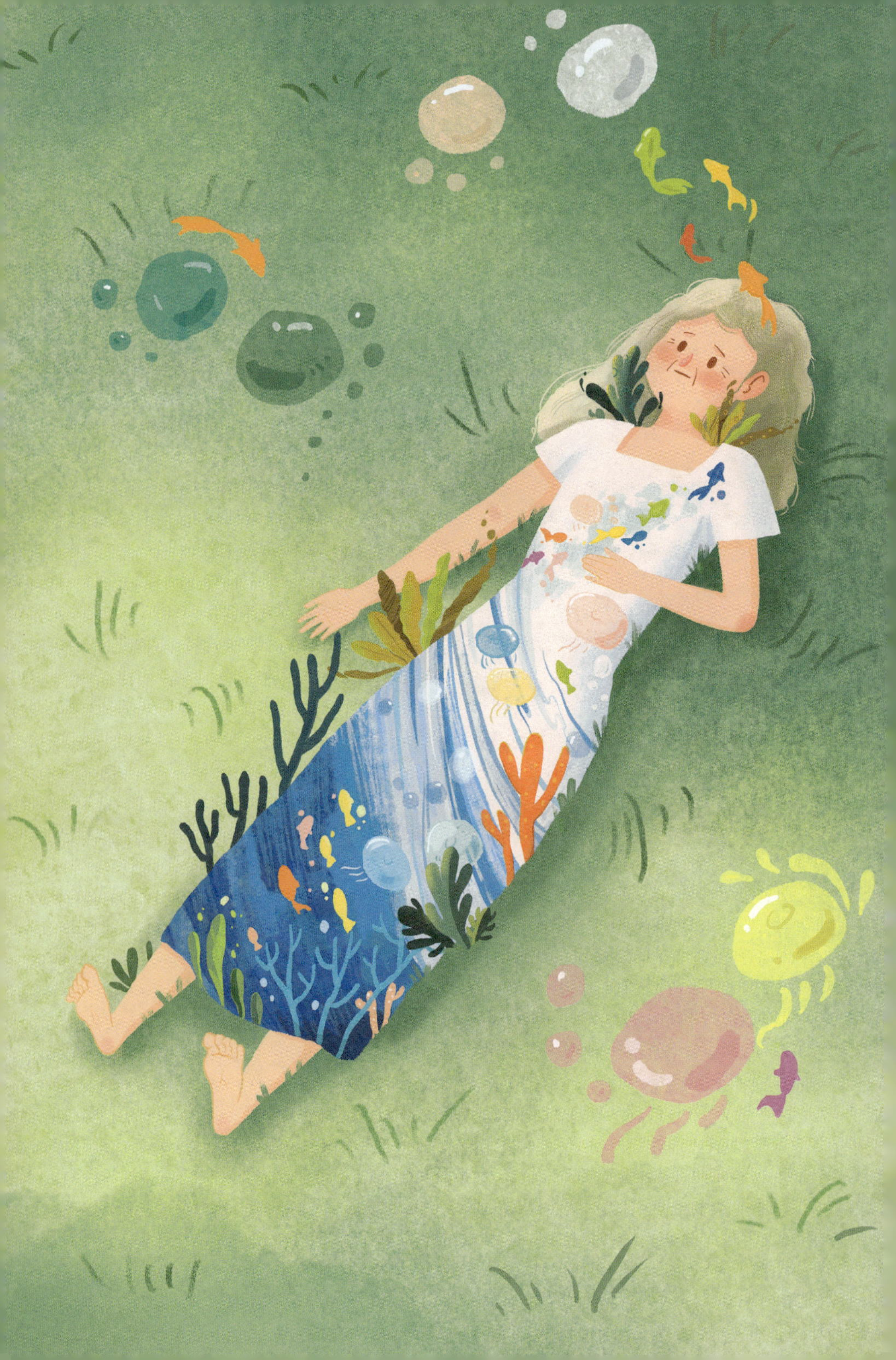

【案例呈现】

有一名来门诊看病的老年女性，坐在诊室里掩面哭了十分钟，而后有些不好意思地擦干泪痕，对医生说：“这是我孩子和丈夫相继去世后，我第一次哭出来，感觉好多了。”

这名老年女性有着相当平顺的一生，年轻时和同一家单位的丈夫认识并结婚，因为是同事，所以两人生活、工作都在一起，可谓形影不离，丈夫承包了生活中的一切，以至于结婚以后她没有经受过一点风浪。可惜“大都好物不坚牢，彩云易散琉璃脆”，半年前，这对夫妻的独子在出差途中意外离世。丧子之痛的阴影还没有离开这个家庭，丈夫就突发心梗，抢救失败，撒手人寰，而他留给她的最后一样东西，是一张薄薄的死亡通知书。

她不明白，平日里从不生病的丈夫怎么会心梗去世，昨天两人还在一起吃饭、说话，睡前他还讲了一个不太好笑的笑话。她觉得他好像还活着，只要她到家门口，还没掏出钥匙，他就会像以前一样，听到她的脚步声，给她开门。她从医院回家的路上就一直这么想的，“可能这只是一个梦，等我到家，掏出钥匙要开门，就是梦醒的时候”。

但是，当她站在门前，门两侧还贴着他亲手写下的春联，字面烫金已经快掉光了，露出里面黯淡的红，红得发苦，她突然感觉到真实，心生恐惧，脚底发软，差点摔倒在地上。

她的生活难以继续，食不下咽，夜不能寐。她害怕睡觉，因为会梦到丈夫和儿子。有时她听到客厅里有人走路、有人说话，她以为是丈夫和儿子回来了，想起身，才发现又是一个梦。邻居偶尔来看她，见她不是呆坐就是叹气，也不哭，跟她说话也说着说着就不吱声了，眼神涣散。邻居就拉着她去了医院，于是就有了本篇开头那一幕。

【案例分析】

问题1 什么是老年丧失？

一般认为，老年人的变化只有衰退，没有发展，老年期是丧失的时期。丧失的内容主要包括身心健康、经济基础、社会角色、生活价值感等等，其中最严重的是亲人或配偶的离世。有的老人可能只面临一方面的丧失，有的老人可能面临多方面的丧失。但无论丧失了多少东西，丧失的程度多深，丧失事件都会触发负性情绪，挑战老人的承受极限。

问题2 “老无所依”“白发人送黑发人”，老年人会面临哪些丧失？

（1）身心健康的丧失。步入老年后，不但记忆力、智力、感知力下降，各种老年病也接踵而至，加上独处时间多，孤独感会引发各种心理问题，老人的生活质量显著下降。

（2）经济水平降低。一些老人退休后收入减少，通常无法承担治病的支出，有的老人甚至只能靠低保勉强维持生活。子女通常有各自的难处，一直花子女的钱，老人就会产生愧疚感，感觉自尊心受伤。

（3）社会角色的丧失。老人退休以后，首先，失去了自己在社会中的劳动者角色，会觉得自己对社会没了用处，成了消耗资源的存在。其次，子女们成家立业，能独当一面了，老人会感觉失去了为人父母的角色，成了家里的“累赘”。

（4）亲人或配偶离世。对于身心脆弱的老人来说，亲人或配偶的离世会带来沉重打击，尤其白发人送黑发人，对心理承受能力是个巨大的考验。

（5）生活价值感的丧失。在经历身心健康、经济收入、社会角色乃至亲人的丧失之后，老人容易感到无助、恐惧和绝望，怕生病，怕被儿女抛弃，怕老无所依，在这种恐惧中，逐渐失去生活的价值感。

问题 3　老年丧失对老年人生活和心理的影响有哪些？

老年丧失，给老人带来的影响首先就是无法独立维持基本生活。当下，社会变化一日千里，稍不留神就跟不上时代，例如手机支付的使用，出行、就医的各种软件程序的操作，技术化涉及日常生活的方方面面，有的老人却连智能手机都不会用，甚至不识字，加上身体疾病导致的自理能力下降，会让老人产生无助感。

其次是社会角色、社会地位的改变。退休前还有人重视自己，听自己的话，退休后容易受到他人的冷落，加上交际活动变少，老人的社会参与度显著下降，容易产生边缘感。

如此种种，都会恶化老人的心理状况，使他们产生强烈的抑郁、空虚、焦虑、孤独、死亡恐惧、无价值感等负面情绪，甚至演化成严重的心理、精神障碍。

问题4　面对老年丧失，老年人自身的应对策略有哪些？

（1）正确看待衰老。很多老人觉得老了就“不中用了”，剩下的就只有“等死”，这种观念需要转变。尽管老人的身体机能下降，但还是能做许多事情，能去帮助别人，能去感受生活。只要还有眼睛，就能看到缤纷的色彩；只要还有耳朵，就能听到亲人、朋友的笑声，听到小区里偶然响起的音乐。尽管一切都在五官的退化中变得缥缈，但却无损它们的真实，也无碍于它们触发你的情感和想象，让你再次感到活着的愉悦。

（2）加强自我保健。勤加锻炼，定期体检，不沾烟酒，保持乐观心态，可以有效预防疾病、缓解症状。

（3）重塑生活模式。人们经常需要根据外部环境的改变，重新建立新的生活模式，面对老年丧失，尤其如此。读书、看报、下棋、打太极、跳广场舞，生活其实还有很多选择，老年丧失后也可以活得健康、快乐。

（4）寻求社会支持。在本篇开头的案例中，这名接连丧子、丧夫的老年女性，由于缺乏社会支持，无法重建生活模式，甚至不能有效地排解情绪，在医生面前才卸下心理防备，大哭一场。因此，面对各种丧失，老人要想到其实自己可以求助许多人，家人、朋友、医生都可以是自己的情感资源，平时，也可以多出去交际，感受人与人之间的温度，获得心理支持。

问题 5　面对老年丧失，家人或照护者如何对老人进行心理保健？

（1）采用心理治疗。老年丧失会对老人的心理造成严重的伤害甚至心理阴影，家属要疏通老人的情绪，鼓励他们倾诉，也要在他们郁郁寡欢时，帮助他们矫正错误的认知和生活态度。

（2）提供陪伴与支持。面对丧失，老人非常需要他人的理解、接纳，如果此时有人陪他一起共渡难关，会有效缓解由丧失带来的痛苦，让他有勇气继续面对生活。

（3）帮助老人提高自主能力。日常帮助老人做好身体和心理保健，能提高老人面对意外的抗压能力，增强对生活的控制感。此外，帮助老人培养兴趣爱好，增进人际交往，在小事上给予老人选择的权利，也有助于提高老人的自主性，渐渐走出丧失带来的痛苦。

第七篇

桐花万里丹山路　雏凤清于老凤声

——家庭代际沟通问题和老年人心理保健策略

（刘娟、陈代勇）

孩子啊，我们中间有了一堵墙
我看不见你
就像你看不见我
其实这也没什么
谁不是在过猜来猜去的生活
对这谜语一样的世界
一代人有一代人的理解
只是我们无须用所谓的标准答案
筑起隔阂

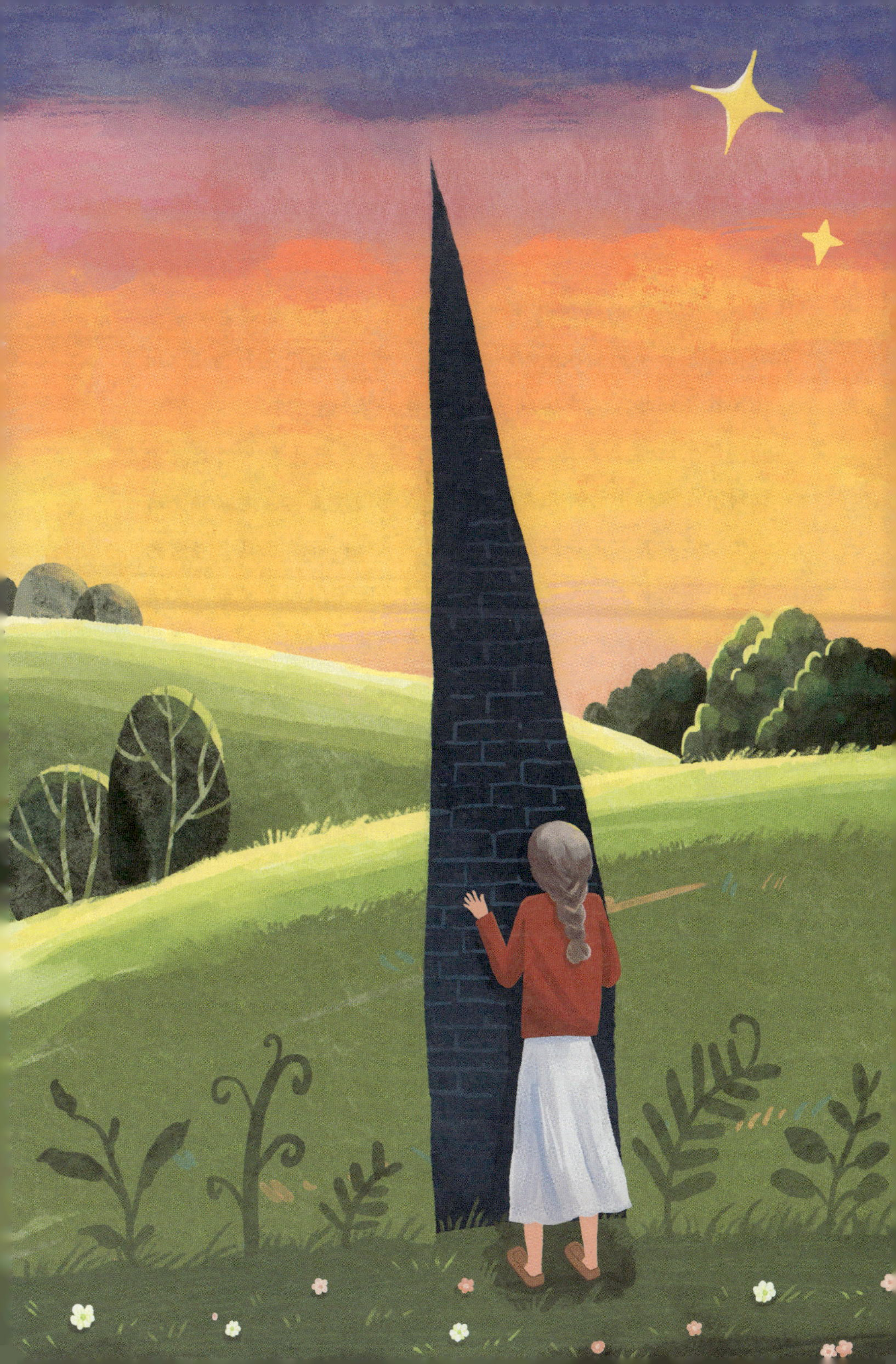

【案例呈现】

六十五岁的杨阿姨生活得很幸福，八十多岁的老父亲还健在，儿子和媳妇也生了一个孙儿，为了兼顾老人和孩子，四代人住在一起，完美实现了四世同堂的家庭生活。

但最近这个家庭出现了一些矛盾。首先是家人的焦点都放到尚在襁褓中的孙儿身上，一家人都围着他转，老人难免有些受冷落。其次是在照顾孩子方面，三代人各执己见，经常为一点小事吵起来。夹在中间的杨阿姨，既要照顾老父亲，又要照顾小孩，因照顾小孩，难免对父亲照顾不周到，久了父亲也不满意，觉得杨阿姨对他不耐烦，冷落他，儿子媳妇也不满她喂养孩子的方式，经常说她做得不对。杨阿姨心里难受，俗话说“养儿防老”，自己六十五了，还要照顾一家老小，一句感谢没得到，还要被人嫌弃，活着到底有什么意思？

【案例分析】

问题1　四世同堂的幸福与辛酸并存，什么是家庭代际关系？

代际关系可以理解为老一代、中年一代和年轻一代之间的关系，家庭中，就是父母辈、子女辈、祖孙辈之间的关系。由于老龄化、长寿等因素的影响，多代关系的家庭比起以前增加了很多，代与代之间的互动更为频繁，所以才会产生较多的案例中那种摩擦。

问题 2 家庭代际沟通问题如何影响老年人的心理？

相关研究表明，消极的代际关系会导致老年人产生痛苦感、孤独感、情绪问题，甚至可能导致老人做出伤害自己的极端行为。

（1）增加老年人的孤独感。老人退休后社会交际减少，子女又工作繁忙，对老人缺少陪伴和沟通，容易导致老人有被遗弃的感觉，产生孤独感。

（2）增加老年人的自卑感。在家庭中，老人往往认为自己阅历丰富，能为家庭提供建议和帮助，儿女们却有另一套想法，加之工作繁忙，会直接否定老人的观点或行为，让老人感到自身价值也被否定，产生自卑感。

（3）加重老年人的情绪问题。家庭代际冲突中，老年人往往处于不利地位，常遭受各种冲突带来的打击，导致自尊心受损、价值感缺失、孤独感和痛苦感加剧，甚至出现自杀行为。一些研究发现，老人自杀率高，与代际冲突有重大关系。家庭是老年人的避风港，而代际冲突会让老人产生很多的负面情绪，甚至走上绝路。

问题3　如何做到有效的家庭代际沟通？

老人为了照顾孙辈，与子女生活在一起，但在生活习惯、家庭琐事、思想观念等诸多方面与子女存在分歧，难免发生冲突。这些代际冲突会导致家庭关系紧张，不利于老人的心理健康。以下是一些有效的家庭代际沟通的策略。

（1）了解老年人的生理特点。比如老人大多耳背、老花眼，跟人沟通比较吃力，所以在和老年人沟通时，应该选在比较安静的环境，保持眼神交流，用温和的声音、缓慢的语速，使用简单重复的句子，给他们理解和反应的时间，避免说得太快、太急。

（2）态度真诚。与老人沟通首先要注意态度，尽量面带微笑，不能用大喊大叫的方式。沟通时要注意位置和距离，不要让老年人抬头和远距离和你说话。交流中要时刻表达善意、尊重。

（3）注意用词和语气、语调。不能出现命令、批评、否定和嘲弄式的语句，比如“你年纪这么大了，能帮什么忙？”“给你说了你也不懂”“你就听安排，不要添乱”“你又不会，能做什么？”等，这些话容易损伤老人的自尊心。

（4）要有耐心，认真倾听。听，又可写为“聽”，意思是，听不仅要带耳朵，还要带心。在倾听过程中，要表现出对老人的关心和理解，避免表现出不耐烦，保持注意力集中，及时做出反馈。

（5）使用适当的肢体语言。比如：可以通过拥抱、握手、拍肩膀等肢体动作来表达支持和赞同，让老年人感受到被关心、被认同和被需要。

问题 4　面对家庭代际沟通问题，老年人的心理保健策略有哪些？

（1）物质与情感的支持。家人在力所能及的范围内对老人提供经济支持，同时多与老人进行情感交流，能够有效提高老人的幸福指数，老人也能够更体恤、理解家人，增进家庭成员之间的感情。

（2）肯定老年人的价值。在沟通过程中，要肯定老人对家庭的贡献，给予感谢和鼓励。为人父母的要为子女起到模范作用，引导孩子们孝敬老人，让老人感受到自己的家庭地位，增强自我价值感。

（3）组织体育或户外活动。户外活动有助于缓解压力、舒缓情绪，也能帮助老人强身健体，认识新朋友。舒适的环境和融洽的氛围，还能缓和家庭关系，促进老年人的心理健康。

第八篇

新竹高于旧竹枝　全凭老干为扶持

——离退休综合征问题和心理保健策略

（邹露、王朝敏）

厂里的机器被闲置了很久
我见过
它已遍体生锈
所以我担忧
同样被闲置的我
自此变得迟钝、僵硬，变得陈旧

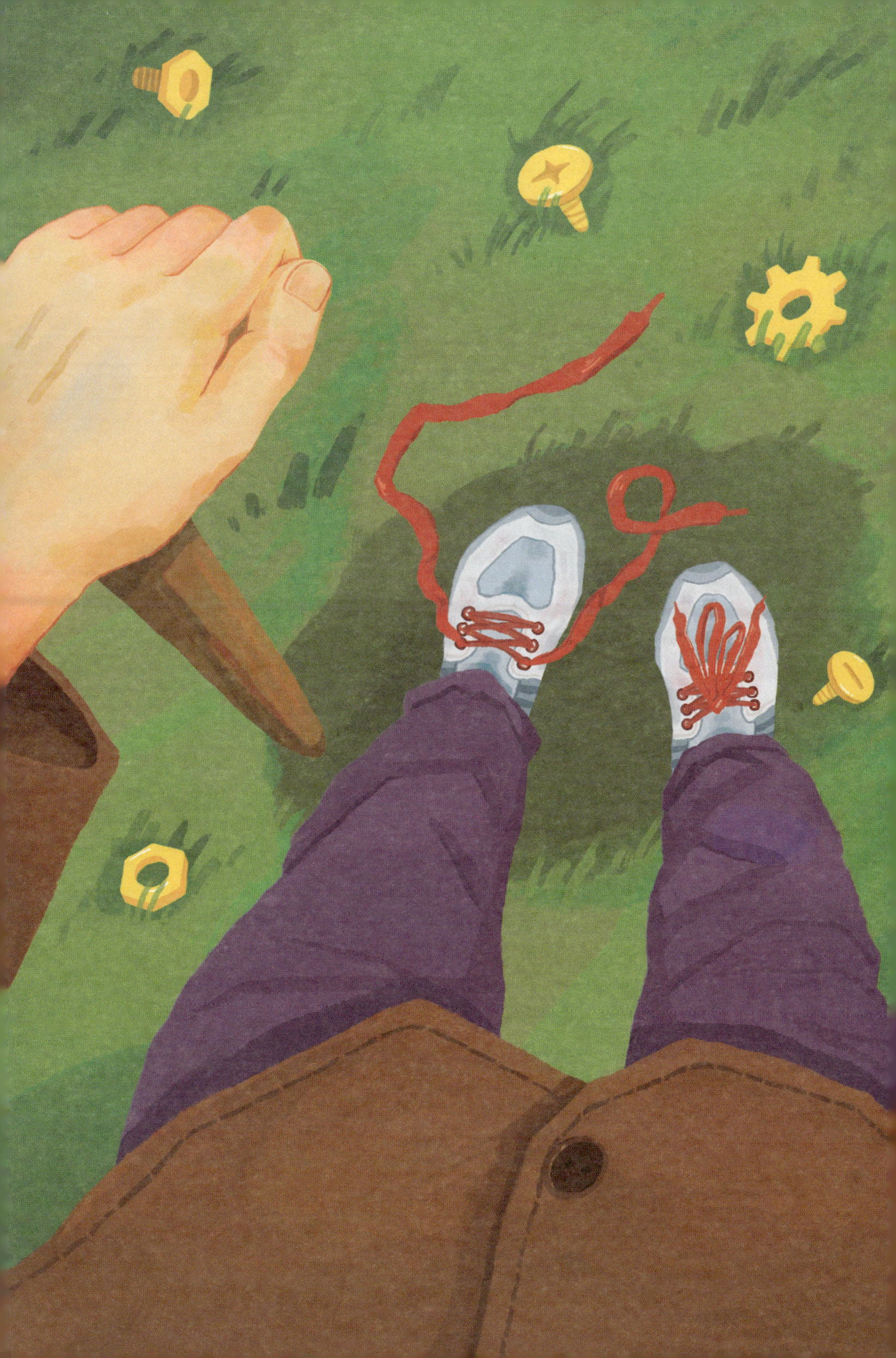

【案例呈现】

吴阿姨60岁，退休前在一家服装工厂当会计，自我要求严格，工作一丝不苟，从未有过任何差错，同事们对她评价极高，都说她做事稳当，责任心强。家里，老伴身体健康，两个儿子也都成家立业了。

退休后，吴阿姨老觉得无所事事，整天不知该做什么，以前每天都要忙工作，厂里大事小事都要经自己的手，现在每天只能吃饭、睡觉。吴阿姨感到越来越空虚，每天闷闷不乐，唉声叹气。

家人非常不理解吴阿姨为何会这样，前半生忙忙碌碌，退休后理应享受生活，享受天伦之乐，身体又没有疾病，退休金也能维持日常开销，照理说没有什么事情好担心好忧虑的，为何整日唉声叹气？

【案例分析】

问题1　明明退休了，该乐得清闲，为何我家老人还整日唉声叹气？

如果家里的老人出现案例中吴阿姨的症状，退休后感到空虚、苦闷，甚至产生抑郁情绪，那么很可能就是离退休综合征了。离退休综合征指老人退休后，因不能适应社会角色、生活环境、生活方式的变化，出现焦虑、抑郁、恐惧等消极情绪，从而产生的心理障碍。离退休后，主要是生活习惯的突然改变，让老人无所适从，引发了心理反应。

问题 2　离退休综合征的形成因素有哪些？

通常来说，老年人的心理准备情况、个性特点、文化程度、兴趣爱好、职业性质等等，都会导致离退休综合征的发生。

（1）心理、思想准备。昨天还在工作岗位上忙忙碌碌、风风火火，今天一起来就无所事事，没有目标和方向，这种落差很容易让老年人感到空虚、失落、自卑。相反，如果在退休前做好心理准备和退休后的生活规划，能很大程度上减少落差感。

（2）个性特点。平时严谨、固执、事业心强的人容易患离退休综合征，他们已经适应了高强度的生活节奏，突然改变生活方式，容易产生心理障碍。案例中的吴阿姨就是这样的例子。

（3）文化程度。一般来说，文化程度越高就越容易患离退休综合征，因为高级知识分子在工作中备受景仰和尊重，而退休后人走茶凉、无人问津，心理落差大，更容易感到失落、空虚。

（4）兴趣爱好。如果平时没有特别的兴趣爱好，离退休之后就容易无所事事，没有生活寄托，导致离退休综合征发作。

（5）职业性质。如果退休前是干部、单位领导，受人尊重，社会地位较高，退休后社会地位下降，也比较容易患离退休综合征。

（6）年龄大小。一般来说，年龄大的退休者，会因体力和精力不足而过分关注、担心自己的健康状况，极易自我否定，而年纪较轻的人因为身体素质较好，精力充沛，尤其躯体本身也没有疾病的，更有足够的体力应对退休带来的转变。因此，年龄越大，越容易患离退休综合征。

问题3　老年人应该如何应对离退休综合征？

其实，退休是每个人必经的过程，也是一种普遍的社会规律，只要做好以下几点，相信老人是可以平稳度过这段时光的。

（1）做好退休前的心理准备。接受退休不是结束，而是人生另一段旅程的开始。老人可以根据自己的经历和爱好，规划退休后的生活。家人、同事、朋友们也可以出谋划策，帮助老人逐渐淡化职业意识，早日进入退休后的角色。

（2）合理安排时间，充实日常生活。按照生活习惯，制订规律的作息时间表，在身体状况允许的情况下多参加社区公益活动，发挥余热、量力而为，继续为社会做贡献，实现自我价值。

（3）继续学习，培养兴趣爱好。俗话说“活到老，学到老”，老人可以根据自己的兴趣爱好，上老年大学，报读感兴趣的课程，学习还能增强大脑活力，延缓大脑功能衰退。平时也可以种花、养鸟、钓鱼、弹琴、写作，如果身体和经济条件允许，还可以外出旅游，看看山水，陶冶情操。

（4）扩大生活圈子，降低孤独感。多出门参加社交活动，认识不同的人，提升社会融合能力；跟朋友常联系，增加情感交流。

（5）自律生活，动静协调。保持良好的作息、饮食习惯，以及稳定的情绪。早睡早起，按时休息，定期活动，强健身体，建立一种新的生活秩序。

（6）用药和做心理咨询。如果老人出现心烦意乱、情绪低落、时常哭泣，或者感觉头晕头痛、失眠多梦等现象，应该主动寻求专业人士的帮助，不可病急乱投医。

问题 4　家人应该如何帮助老年人应对离退休综合征?

（1）调和父母的夫妻关系。鼓励老人重视婚姻，俗话说“年少夫妻老来伴”，夫妻间的尊重和陪伴，对预防离退休综合征有很大作用。

（2）建立良好的亲子关系。作为子女，要充分理解长辈，体谅他们的心情，多关心他们退休后的生活。

（3）帮助老人融入家庭。家中成员要尊重老人，给予老年人平等参与和分派家庭事务的权利，让他们感受到被重视，从而尽快适应退休生活。

（4）鼓励老人与亲友互助。亲朋好友和老人曾经的同事也是重要的支持来源，家人可以鼓励老人多和他们沟通交流，结成互助团队。

问题5　离退休老年人如何合理寻求和利用社会支持？

（1）加入老年协会。老年协会经常组织老人开展文体活动，关爱需要帮助的老人。老人退休后，可以到当地社区报到，加入社区组织的老年协会。

（2）参与公益活动。参与社区和街道的公益事业，发挥余热，从而产生自豪感、成就感和归属感。

第九篇

明年花发虽可啄
却不道人去梁空巢也倾

——老年期空巢问题的剖析和心理保健策略

（肖艳）

世界上最遥远的距离
是我已老去
你无归期
曾认为可相伴一生的亲人
变得陌生且熟悉
陌生于只能电话联系
熟悉于我知你所有过去
我设想过你的一生
却未承想
我们会有如此漫长的分离
漫长到
我的想念，竟无处可寄

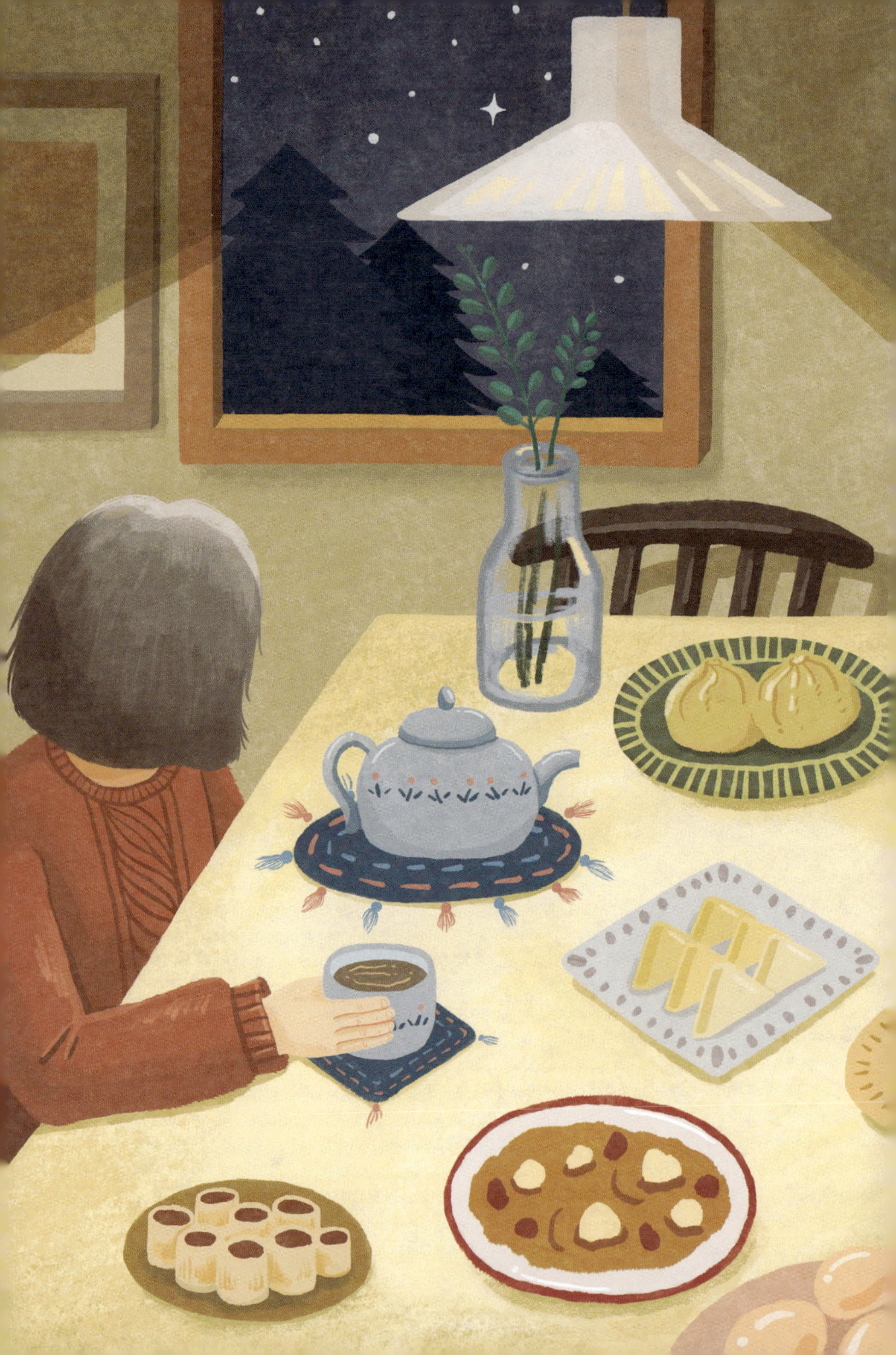

【案例呈现】

陈婆婆今年六十八岁，退休十来年了，和老伴靠退休金生活，唯一的女儿在外省工作生活，老两口的日常生活问题都是自己解决。老伴汪大爷身体状况不太好，患有肺气肿、慢性支气管炎，稍微动一下就心累气紧，需要陈婆婆照顾。女儿担心父母没人照顾，曾邀请二老去自己所在的城市，但两位老人去待了一段时间，觉得不适应又回来了。

近些年，陈婆婆和汪大爷的身体每况愈下，生活自理能力也开始下降，有时候还得求助邻居。陈婆婆节俭又固执，怎么都不愿请保姆照顾自己和老伴，承担了大部分家务以及照顾汪大爷的重担，时间一长，她逐渐觉得很累，常常失眠、抑郁，老觉得活着没意思，想早点结束生命。

【案例分析】

问题1 什么是空巢现象和空巢综合征？

1. 什么是空巢现象？

空巢现象，一般是指没有子女，或子女成人后相继离开家庭，老年人独自居住、生活的现象。由于社会文化和家庭结构的变化，年轻一代的家庭观念日渐淡薄，孩子们会去外地学习、工作、生活甚至定居，留下劳动能力较低的老人独自在家，这些老人被称为“空巢老人”。

2. 空巢综合征及其表现

空巢老人长期和子女开分居住，缺乏足够的照顾，加之年老体弱，极易产生孤独、失落、自卑、沮丧等负性情绪，甚至产生厌世、自杀念头，心理学家就把这些反常的心态以及由此引起的一系列行为变化，称为“空巢综合征”。

问题 2　面对空巢综合征，老人如何进行心理调适，家属如何帮助老人康复？

一、老人应对空巢综合征的自我调适

1. 认知疗法

老人要提高自我调节能力，保持心态健康，要认识到，无论父母还是子女，都应是独立个体，不存在依附关系，子女离家是他们作为社会人成熟和独立的标志。

2. 转移注意力

老人可以积极投身社会，关心社会，发挥余热。身体较好的老人可以积极参加社区服务和建设，有一定专长的老人可以回单位参加专业技术工作或当顾问。如果条件允许，也可以参加集体活动，比如做义工、参加社团活动，在帮助他人的过程中感受到自我价值。

3. 培养兴趣爱好

确立新的生活目标，广交朋友，参加各种活动，比如练习

书法、绘画、听音乐、下棋、养花、钓鱼、旅游、聊天、与小孩相处等。当老人真正做到老有所养、老有所为、老有所学、老有所乐时，就会觉得“巢”空了也好，置身于广阔的天地之间，享受更精彩、快乐的新生活。

二、面对空巢综合征，家属如何帮助老人康复?

1.“常回家看看”有学问

常回家看看——怎么看?“找点空闲，找点时间，领着孩子，常回家看看……”这首《常回家看看》在年轻人听来，也许还没什么感受，而老人却感到它唱出了自己的心声。

2. 精神赡养

作为子女，对老人不但要尽好经济赡养的义务，更要注重精神赡养。

首先，满足老人被爱、被关注的心理需求。其实父母需要的很简单，子女只要回家看望一下他们，和他们聊聊天，他们就很开心。有时躯体上的疾病是心理问题导致的，老人的潜意识里是希望被爱、被关注的。

其次，满足老人被需要的心理需求。老人们最需要的往往不是物质上的东西，而是被需要的感觉。比如子女可以和老人谈谈自己工作上的问题，虽然他们不一定能给出建议，但可以让老人觉得子女需要自己。

问题 3　面对空巢老人，社区人员如何进行帮助？

1. 进行心理上的指导

社区人员应该用热情的态度，主动与老人交流，和他们建立信任感，帮助他们克服生活中的困难；促使生活在同一社区的空巢老人互相照顾、关心，降低发病率；对一些严重抑郁、失眠，甚至表现出自杀行为的特殊老人，帮助他们咨询心理或精神科医生。

2. 进行生活内容指导

首先，在饮食方面，老人饮食应该规律、定量、卫生、易消化，建议食用低蛋白质、低脂肪、低糖、低盐食品。其次，在起居方面，帮助老人建立规律的作息，房间要保持清洁，注意个人卫生。最后，在子女教育方面，帮助子女了解长辈的心理问题，督促他们多联系老人。

3. 做好特殊老年人护理

对于有严重疾病、不能自理的空巢老人，应该协助医生，对其进行有针对性的护理。还要帮助他们识别疾病的发作信号，感觉不对时，要赶紧联系社区卫生机构。

对于经常服药的老人，需要帮助他们做好药物标记，用老人能看懂的方式标明药物名称、剂量、服药时间，讲明白不同药物的服药方法、注意事项和服药后的不良反应，叮嘱他们按时按量服药。

4. 通过社区建立老人互助小组

提倡低龄老人为高龄老人服务、健康老人为体弱老人服务，从而促进老年人之间的优势互补，增加老人之间的交流与联系。还可利用社区现有人力资源开展志愿者行动，发动有意愿的青少年及家庭为空巢老人服务。

5. 丰富娱乐活动

为老人提供活动场所，定期组织老人开展文娱活动。

6. 为社区里的空巢老人们建立档案

详细备注每位老人的身心问题，定期家访。

7. 建立求助呼叫系统

社区如果有条件，还可以建立社区求助呼叫系统，为空巢老人安装求助呼叫器和电话。

问题 4　面对空巢现象，社会及政府如何提供帮助？

1. 不断完善城市的养老保障制度

在基本养老保险上，要保证老年人的养老金增长水平与社会经济发展水平保持一致，使老年人能够共享社会经济发展的成果，尤其要适当提高企业退休人员的养老金水平。

2. 给老年人提供就业机会

退休之后继续工作，不仅可以增加老年人的收入，还可以丰富老人的精神生活。工作的形式和强度应是适合老人身心状况的，工作时间可以是全天，也可以是半天或几个小时，像养植物、社区公益服务等工作都是比较适合老年人做的。

3. 重视老年人的医疗保障及医疗服务

在老龄化的背景下，世界各国医疗保障改革的趋势之一，是设立专门的老年医疗保险制度并有专门的保障资金。就我国目前的情况而言，设立专门的老年医疗保险制度显然并不可行，但提高城镇老年人的医疗待遇应该可以做到。

4. 加大相关普法工作力度

应对空巢现象，还需加大普法工作，例如开展对《中华人民共和国老年人权益保障法》等法律的普及与宣传工作。

5. 洋为中用

在对待空巢老人问题上，我们还应做到“洋为中用”，借鉴西方国家一些有效措施。例如，法国许多社区为老年人免费提供了一个服务项目——让计算机系统每天自动给老人打电话：“你好吗？如果您今天很好请放下电话，如果您今天感觉不好请立即拨打 15（编者注：法国紧急医疗服务电话）。”这个项目为独居老人竖起一道安全网，深受老人们欢迎。

第十篇

梧桐半死清霜后　头白鸳鸯失伴飞

——老年期丧偶和再婚问题的剖析和心理保健策略

（高霞、杨君兰）

隔壁老刘频繁邀我跳舞
他妻已离
我夫已逝
我们均知对方心意
却都不敢提
因为，我们有儿女
每次和他走进广场
我都感觉走入了雷区
不是在跳舞，而是在躲避
躲避易燃易爆的生活
躲避我们埋在心里的秘密

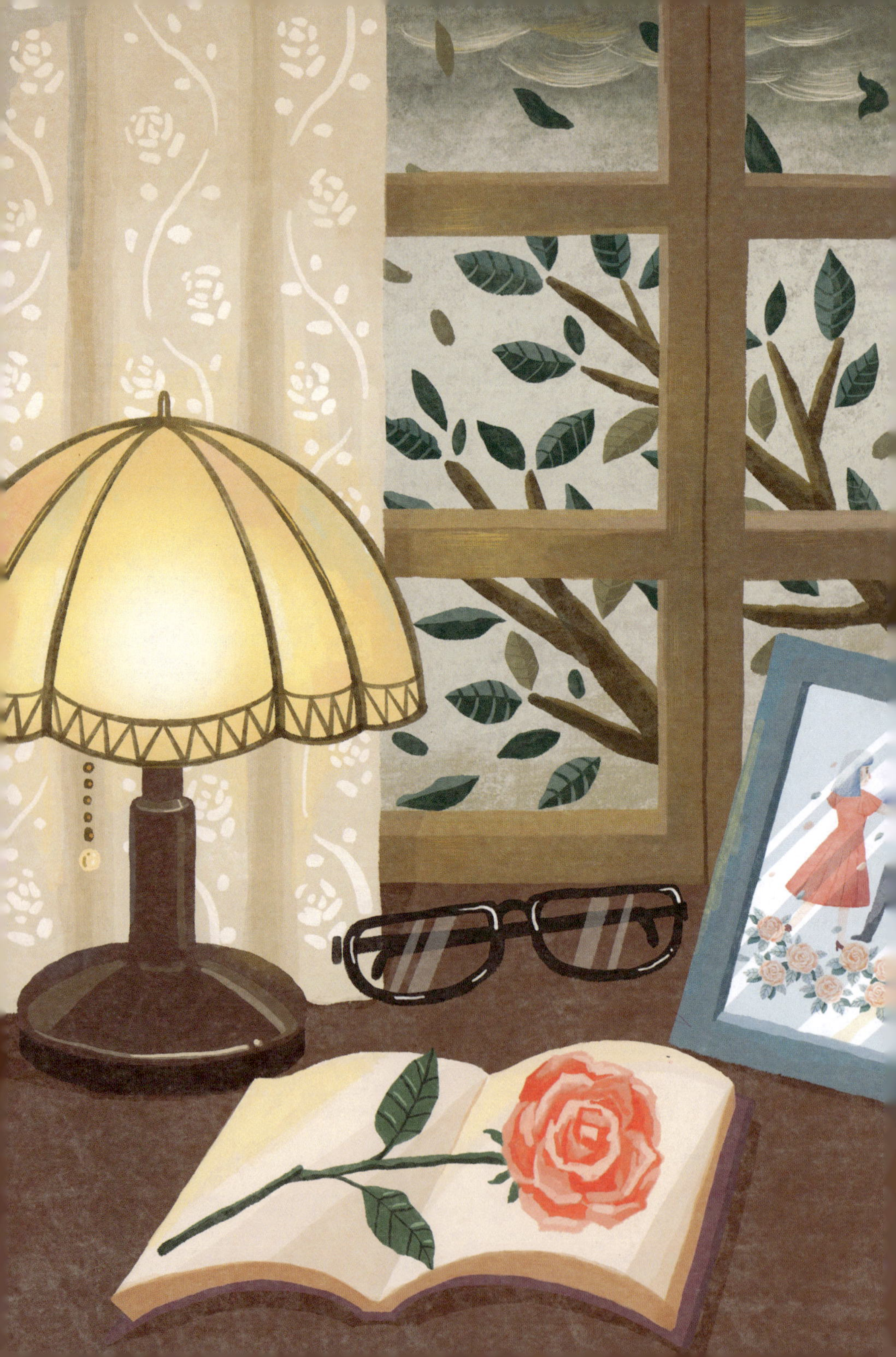

【案例呈现1】

70岁的黄大娘和73岁的李大爷是一对恩爱夫妻，但就在上个月，李大爷因为严重的肺部疾病住进医院，最终抢救失败离开人世。黄大娘悲痛欲绝，称要和老伴儿一起“去”了，被儿女强行劝住。接下来的日子，黄大娘不吃不喝，也不睡觉，常常独自流泪，整个人憔悴不堪。一天前，黄大娘企图上吊自杀，还好儿女及时发现，送到医院心理卫生中心进行治疗。

【案例呈现2】

张大娘今年59岁，丧偶已经15年了，这些年独自一人将女儿养大，看着她结婚生子，现在外孙已经上幼儿园了，女儿工作时间比较自由，不需要张大娘来照看外孙。张大娘的朋友劝她再找一个伴儿，说是“有个依靠”。张大娘严词拒绝，称自己不能做背叛亡夫的事，婚姻应该从一而终。朋友说：“你这都是封建老思想了，现在哪还管这些？”劝得久了，张大娘也有些动心，何况独居多年，有时候想找个人说话都没有，难免有些孤独。思虑再三，张大娘决定去见见朋友介绍的对象。不料女儿发现了此事，非常生气，认为母亲都一个人过了那么多年了，年近60了竟然还想嫁人，觉得“丢不起这人”。张大娘又悔又恼，大哭了一场，找老伴儿的事就此作罢。

【案例分析】

问题 1　如何对丧偶老人进行心理保健?

丧偶会对老年人的精神造成极大刺激，引发一系列身心反应，通过有效的心理保健，避免老人身心问题持续恶化很有必要。

一、丧偶老人的自我心理保健策略

1. 适当发泄

当丧偶老人极度悲伤时，可放声大哭，或向亲友倾诉，把情绪发泄出来。情绪压抑在心里，久而久之，极易引发身心疾病。

2. 心理补偿法

当丧偶老人极度悲伤时，可以看看亡偶生前的照片，整理亡偶用过的东西，回忆以前相处的美好时光，这样能在一定程度上获得安慰。

3. 转移注意力

老人可以多参与社会活动，力所能及地贡献社会，转移注意力。有些老人会选择新的伴侣，开始新生活，这也是一种转移注意力的方法。

二、社会层面的支持

丧偶老人的心理状态，在很大程度上取决于社会环境。因此，无论是丧偶老人的家属、亲戚、朋友还是同事，对他们

都应理解、关怀，给予必要支持。

另外，社区可以定期为老人们开展死亡教育，让老人理解生老病死是自然规律，珍惜当下最重要。

问题2　老年期再婚有什么好处？通常会遇到哪些困难？

一、老年期再婚有什么好处？

对于离异或丧偶的老人而言，再婚是实现自我保障、减轻子女负担、减轻孤独感和满足生理需要的有效途径。那老年期再婚的具体好处体现在哪些方面呢？

1. 安全感

老人们通常都有一些身体疾病，离婚或丧偶的老人可能存在一些心理问题，再婚后和老伴互相照顾和陪伴，有利于及时发现和处理老人的各种身体和心理问题，可以给老人带来安全感。

2. 情感寄托

再婚有助于缓解老人的孤独、寂寞，使他们情感有所寄托。

3. 满足老人的交往需要

人际交往是人的重要心理需求，再婚可以满足老人人际交往的需要，预防和缓解严重的情绪问题。

4. 人生价值

老年人也有实现人生价值的需求。健康状况和寂寞、孤独等心理问题，会导致老年人实现人生价值的需求越来越弱。再婚后，老人有人陪伴、鼓励，可以激起他们实现人生价值的欲望，对个人、家庭、社会做出有益的贡献，促进身心健康。

二、老年期再婚会遇到哪些困难？

由于环境和个体的差异，不同家庭对老人再婚的态度也不一样。比如一般女性老人对再婚的态度就比男性老人保守，农村老人支持再婚的比率比城镇老人要低，只有一个子女的老人比有多个子女的老人更赞成再婚，等等。

总的来说，老年人再婚存在不少困难。

困难一："再婚就是背叛"

有些老人，尤其女性老人，受传统思想影响很重，潜意识里有"从一而终"的观念，很在意别人的看法。比如有些地方比较传统，老人再婚遇到的阻力就要大些。另外，老年人再婚，对子女的情感也会造成冲击，子女难以接受，容易引起家庭冲突。

困难二：双方家庭惧怕"男找保姆，女找依靠"的婚姻动机

新家庭的建立，改变了原来家庭的经济关系，如果再婚双方经济上不对等，很容易导致两方家庭的冲突。比如，经济条件好的一方，总担心"肥水流到外人田"，会暗地里提防另一方；经济条件差的一方，既想获得生活保障，又担心因经济原因受到轻视。

困难三：不谈感情，只想“寂寞的时候有个伴”

老年再婚者常常抱有这样的态度：反正是后半生，好歹搭个伴也就行了。对婚姻没有审慎地思考，这是再婚者常常出现的误区。老人抱着这种态度再婚，不仔细考察对方的人品、性格等跟自己的匹配度，再婚后很容易感到失望。另外，这种情况的再婚，婚后难免会把新欢和旧爱进行比较，导致在感情上难以彻底投入，双方容易产生摩擦。

困难四：子女的戒备——“遗产归谁？”

经济水平悬殊的再婚老人，经济水平更高一方的子女，很容易对长辈的新配偶产生敌意，觉得对方是因为钱加入自己的家庭，有时甚至从中阻挠，增加再婚难度。

困难五：老年人的“性”，何去何从？

中国人向来在性的方面很是保守，往往认为克制性欲或者没有性欲是一种良好的修养，因此认为老年人没有，也不应该有性需求，老年人只要儿女孝顺、子孙满堂，便是幸福。基于这种认识，谈起再婚时，老人会有羞耻感，社会舆论上，往往也多有非议、歧视、嘲笑，给再婚双方及其子女带来严重的心理压力。

问题 3　面对再婚问题，老年人如何进行心理保健？

1. 树立正确的婚恋观

首先，老年人要消除落后封建思想的影响，明确再婚对老年生活的重要意义。再婚可以满足老年人生理、心理的需要，促进老人身心健康，离异或丧偶的老年人要大胆地恋爱、再婚。

其次，老年人还应该认识到，老年再婚也需要爱情。爱情是婚姻的首要前提。虽然老年人不像年轻人有那么多的时间可以从容不迫地谈情说爱，慢条斯理地咀嚼爱情的酸甜苦辣，但婚前一段时间的接触和恋爱仍然是非常必要的。

最后，要规避“男找保姆，女找依靠”的错误婚姻动机。再婚双方在结婚前可以进行婚前财产公证，对婚后经济及生活方面也可以进行一些约定，以消除婚后双方在经济上的纠纷。

2. 建立良好的代际关系

再婚家庭的代际关系不仅影响老年人再婚后的生活质量，而且影响两个大家庭的和睦，因此，父母与子女之间的相互尊重、相互理解、彼此关心就显得尤为重要。作为长辈，要转变传统的观念，主动与子女交谈，赢得子女的理解和支持；作为子女，不仅要给老人物质上的关心，还要提供精神上的安慰，理解单身老人的情感需要，支持老人再婚，让老人过上幸福的晚年生活。

另外，子女不宜过分关注财产继承问题。财产是老人通过自身努力创造的，子女虽有法定继承权，但财产的拥有者有通过遗嘱变更继承人的权利。

3. 学习法律知识，保护自身权益

《中华人民共和国老年人权益保障法》第二十一条规

定：老年人的婚姻自由受法律保护，子女或者其他亲属不得干涉老年人离婚、再婚及婚后的生活。因此，老年人再婚受法律保护，任何人都无权干涉老年人的这一正当权利。

4. 营造和谐的婚后生活氛围

每个老年人都有自己的生活背景、生活经历和生活习惯，为了营造婚后和睦的家庭氛围，双方要学会沟通，充分了解对方的情况，正确处理各种婚后的问题和矛盾，和平相处，婚后的性生活也需要注意节制，避免滥用“助性”药。

第十一篇

身无彩凤双飞翼　心有灵犀一点通

——老年期性问题的剖析和心理保健策略

（龙江）

虽然身体衰老了

我还有青春的激情

让我难以启齿的

不是美好的性

而是世俗的眼光

和许多人期待我能表演的

一本正经

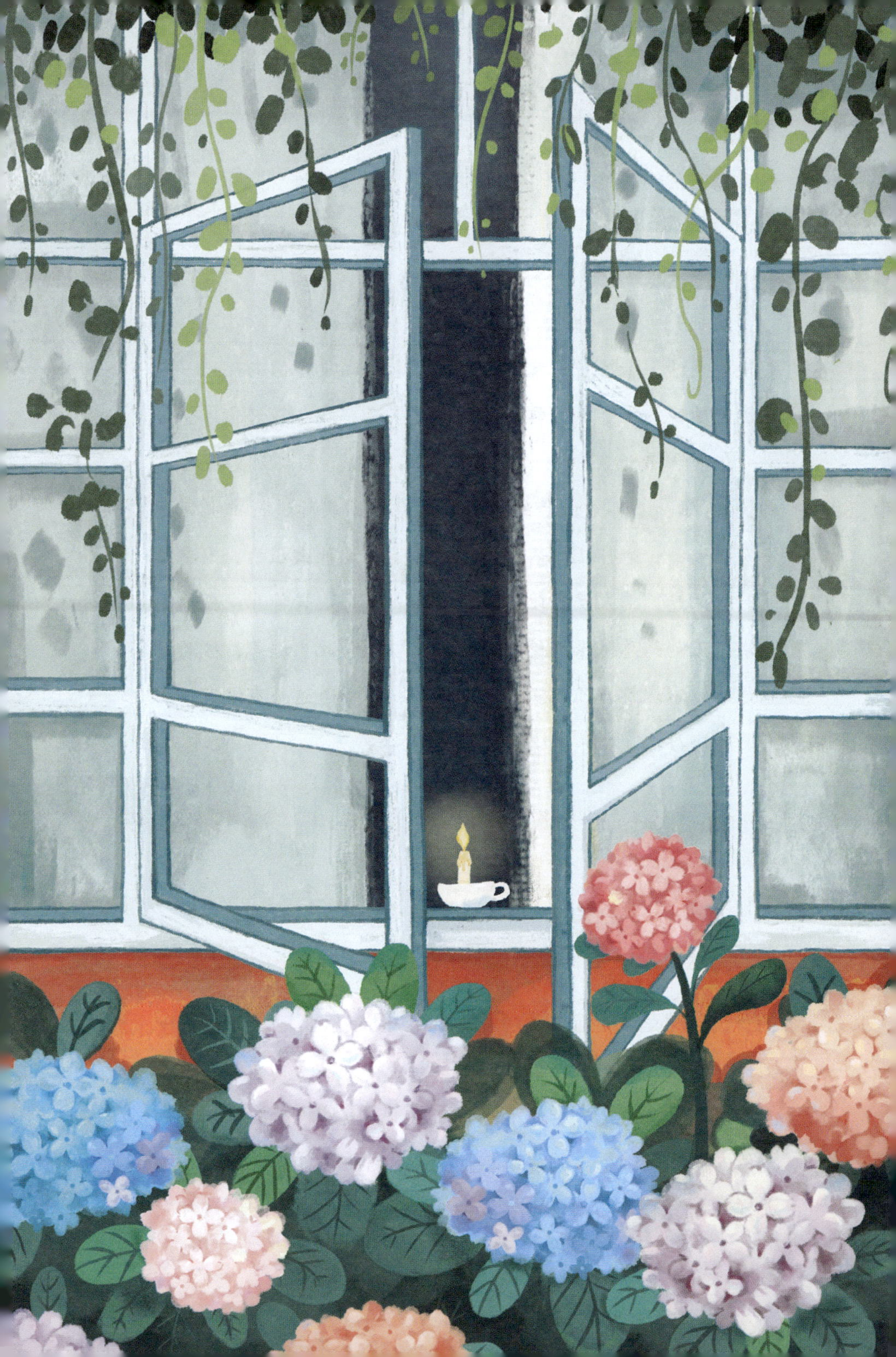

【案例呈现】

王奶奶和老伴儿去年同时退休，王奶奶想好好规划自己的晚年生活，辛苦了一辈子不容易，和一向恩爱的老伴儿一起旅游、健身、上老年大学，生活既充实又有趣，多好啊！

但是，最近王奶奶为一件隐私而烦恼。王奶奶觉得自己都快60了，“那方面”的事应该结束了，实际进行中也完全没有兴致，但老伴儿恰恰相反，退休了，没什么压力，有充足的时间休息，需求反而比上班时还强烈。每次老伴儿向王奶奶索求，王奶奶总是很尴尬。最近老两口还为此生过气，彼此都觉得对方不理解自己。王奶奶很迷茫，不知道这事有没有什么好的解决办法。

【案例分析】

问题1 “心有灵犀”“卿卿我我”，老年人过性生活就是“老不正经”吗？

性虽然是人最基本的一种需求，但在东亚地区尤其是中国，总是对性有许多误解，尤其是对老年人性行为有很多错误的看法，觉得年纪大了就不该有性欲了，就应该练练书法、钓钓鱼，做些“佛系”的活动。其实，这种看法站不住脚。一项大样本研究在29个国家收集了27500名40~80岁的男性和女性的数据进行分析，结果表明，性欲和性活动在世界各地的中老年男女中普遍存在。相当一部分人表示，性活动对维持自尊和夫妻关系至关重要，并希望保持性活跃。

老年人进行合法、适度的性行为是合情合理的，应该被社会接受和尊重，而且适度的性行为也有助于老人健康。

（1）规律的性生活使人长寿。英国科学家曾对 1000 名男性进行了十年跟踪调查，发现每周有两次以上性生活的男性，比起每月只有一次甚至没有性生活的男性，早死的概率要低 50%。

（2）性生活可以帮助“体检”。定期性生活是健康的一面镜子，可以发现许多健康问题，比如勃起障碍可能预示心脏疾病、出血可能和妇科疾病有关。

（3）性爱让人变得年轻。有持续性生活的老年人更有朝气，面色更加红润，心态更加乐观，很少得抑郁症，因为拥有性生活的老人会觉得自己生命力更强，生活更加完整。

性生活虽好，但也要注意节制，尤其对于老年人来说，要注意时间不能太长、动作不能过猛、起身不可太快，在感觉眩晕、气短时，立刻躺下休息，避免引发心脑血管等方面的疾病。

问题 2　老年期常见的性心理问题有哪些？

（1）老人不能正确认识自己在性器官方面的生理变化，比如阴茎勃起时间延迟、性高潮的痉挛程度减弱等等，以为自己“老了”或者“有病”，因而自我否定，情绪低沉，甚至失去生活兴趣。

（2）性欲亢奋，却无法从配偶那儿得到满足，便转向他人或物品，用病态的方式宣泄性冲动，比如迷恋女性的内衣，对其他异性过分亲热、拉拉扯扯，严重时，可能导致老年人对正常性生活的兴趣反而降低，或者在正常夫妻生活中得到的快感有所减少。

（3）非常在意自己或他人身上的敏感部位，偶尔有一种“露出来”的冲动，有时会在头脑里想象自己与他人之间或他人与他人之间的“性场面”，其间夹杂着一些强势的，甚至是暴力的性行为。这就已经是性心理障碍的程度了。

问题3　面对性心理问题，老年人如何进行心理保健？

1. 适应性功能的改变

无论男女，在25岁高峰期之后，性器官的生理功能都将随着年龄的增长而逐渐退化，尤其到了老年，退化尤为明显。男性方面，精子数量和激素分泌量大幅减少，阴茎勃起所需时间延长，且即使勃起也会长时间处于不射精状态，性反应钝化，快感体验减弱。女性方面，卵巢重量减轻，体积缩小，子宫黏膜变薄，伸缩力减弱，性快感减弱，有的老人甚至完全没有高潮体验，不仅如此，还会体验到诸如疼痛、发热等不适感。老年人要认识到生理上的这些变化，积极地适应，不要因“无知”而生畏，因“不懂”而退缩。

2. 学习新的性爱技巧

尽管身体机能的变化规律不能改变，但老年人可以适应它，改变性生活的方式，比如进行边缘性的性生活，像亲吻、爱抚、拥抱，借以表达情感，享受肌肤之亲；此时的性生活还可以是精神层面的，比如依偎在一起晒晒太阳、说说悄悄话，也是一种性满足，不一定只采用性交这一种方式。

古希腊喜剧大师阿里斯托芬在这个问题上有一个生动的比喻，他说，从前的人不同于现在的人，他们的脑袋和身体是由三个圆球组成的，有四只手、四只脚，精力旺盛，自高自大，根本不把诸神放在眼里。众神之首宙斯为了削弱人的力量，把人分成两部分。结果，被切开的人，这一半思念那一半，那一半也思念这一半，不吃不喝，直至死去。面对这种情形，宙斯起了慈悲之心，把他们的生殖器移到前面，让他们“爱”。因此，性行为的关键是表达爱，而不是性，这是要对老年人做特别指导的。

第十二篇

人谁不愿老　老去有谁怜

——老年人被虐待或被遗弃问题的剖析和心理保健策略

（高霞、王朝敏）

我见过农夫殴打衰老的牛

因为牛干不动活

我见过司机拆卸报废的车

因为车不再工作

我还见过你嫌弃无用的我

像嫌弃一根六指

嫌弃一颗智齿

嫌弃一只破旧的袜子

嫌弃一个累赘的病句

嫌弃一条水流干枯的小河

无用，即过错

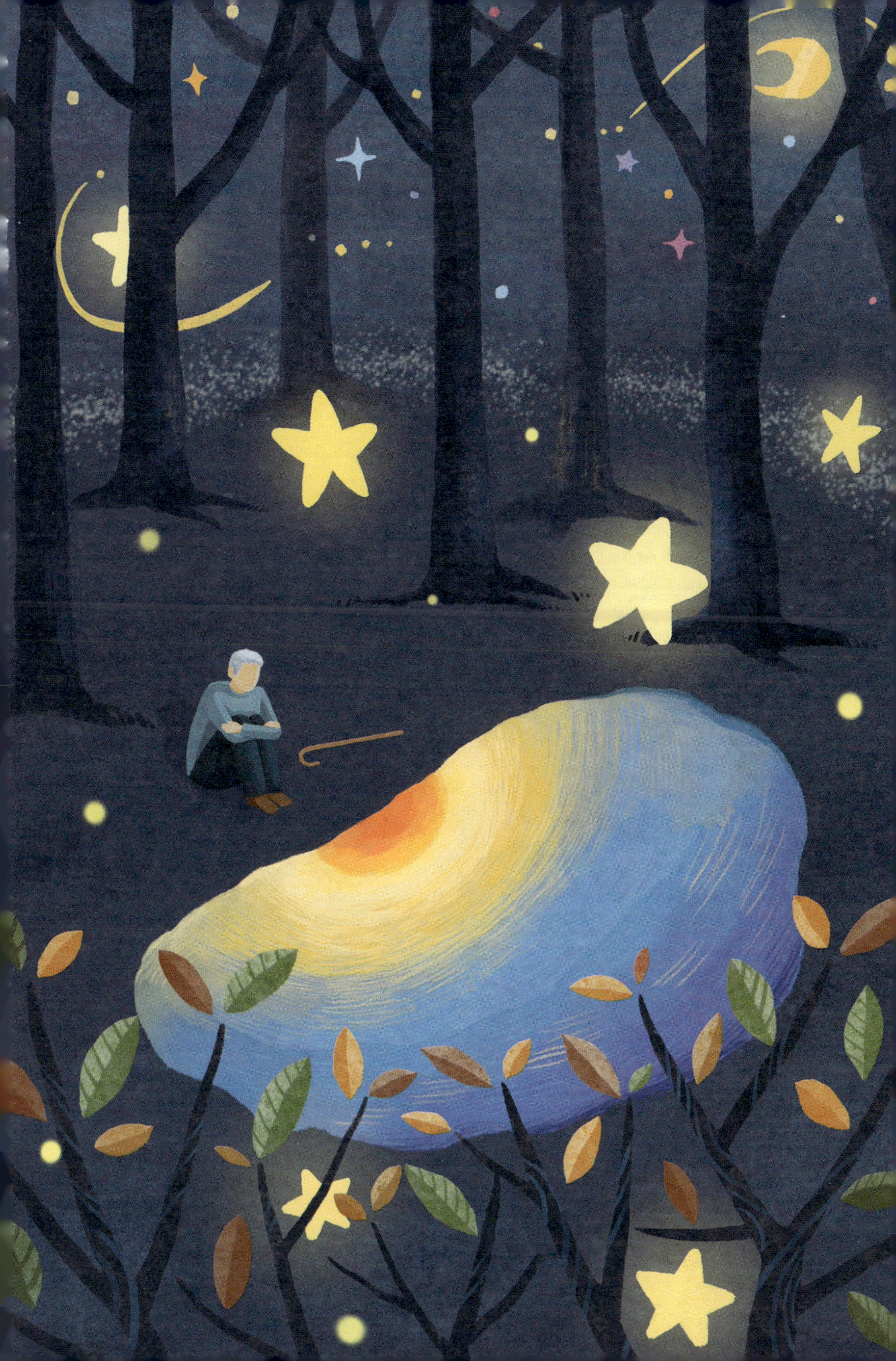

【案例呈现】

张大爷三年前被诊断为脑梗死，治疗出院后，一侧肢体不能活动，整日卧床，言语不清，生活起居由老伴儿王大娘照顾。近一年，张大爷变得很“不听话”：不吃饭，不睡觉，对王大娘总怒目相向，在王大娘照顾自己的时候捣乱。王大娘照顾张大爷，不分日夜，疲惫不堪，也有很多怨气，偶尔忍不住，就会和张大爷打起来。不承想，在一次冲突中，王大娘不小心摔了一跤，没多久就撒手人寰。

张大爷的儿女只好请保姆照顾张大爷，但保姆一个个怨声载道，通常坚持不到两个星期就辞职了。没办法，子女们又把他送到养老机构，请了护工，以为一劳永逸了，从此再不探望。张大爷到了养老机构，因为极不配合，经常被护工打骂，不配合吃饭就不给饭吃，要抓人踢人就被绑到床上。张大爷的儿女没有办法，只好又把张大爷送到医院。到医院时，医生发现张大爷骨瘦如柴，全身多处瘀青，一处肋骨骨折，骶尾部有多处压疮。

张大爷为何落得如此地步？

【案例分析】

问题 1　老年人被虐待或被遗弃问题的社会和家庭原因有哪些？

《格林童话》中有一则故事，叫《不莱梅的音乐家》，说的是驴子为农夫辛勤劳作了许多年，后来因为年纪大了，干不了重活，就被主人抛弃，于是驴子只好到著名的不莱梅，当音乐家谋生。

这则故事虽然是个童话，却影射出人类社会中一种常见的现象——无用即被抛弃，比如我国当下的养老问题，许多老无所依的老人，就是故事中被抛弃的驴子，但并非所有老人都如这头驴子一般幸运，还能去“不莱梅”当“音乐家”另谋生路，有些如案例中的张大爷，因为疾病原因不能自理，儿女又不愿承担照顾的责任，使其遭受虐待，这样的案例屡见不鲜，反映出家庭和社会的诸多问题。

1. 家庭结构的变化

如果老人子女较多，就会在赡养问题上出现责任分散效应，子女间容易相互推诿，甚至遗弃老人。经济方面，家庭比较困难的老人受虐待的风险更大。随着经济的发展，以前那种家族的紧密性被打破，“空巢现象”越来越普遍，增加了老人受虐待的概率。

2. 养老市场化

我国有超过两亿的老年人口，老龄化发展速度全球第一，很多人，包括一些专家和媒体，均把目光放在所谓的“银发市场”，很看重这个“庞大的消费群体”。殊不知，在养老问题上的过度市场化，必然导致诸多乱象，加上相关法律的缺失、监管的缺位，被推出家庭的老年人往往遭遇养老机构的侵害。

3. 护工行业不成熟

护工需求量不断增加，护工行业却仍处于很落后的发展阶段，存在诸多问题，比如准入制度不严、监管体系不健全，以及出事以后追责措施无力等，导致护工虐待老人的情况频繁出现，严重侵害老年人的人身权益。

4. 缺乏社会相关支持

目前，我国仍然缺乏相关的法律法规以及社会的支持体系，用以关心和保护失智或失能的老年人。

问题 2 避免被虐待或被遗弃，老年人可以做些什么？

（1）提高自身的经济水平。老人经济水平低往往导致交往范围小、社会关系不良、社会支持减少等，会增加受虐待的风险。老人在日常生活中应尽量实现经济独立，防止被虐待。

（2）建立良好的人际关系。和家人、邻居保持良好的人际关系，可以获得较有力的人际支持，在遭遇虐待时可寻得帮助。

（3）提高身体素质。老人不仅要重视身体的保健，心理和认知功能的保健同样不能忽略。可以加强对认知功能的训练，防止认知老化与老年痴呆。

（4）不断学习，查阅相关法律知识，提高自身对老年虐待的警惕性。

（5）摒弃“家丑不可外扬”的观念，如果遭遇虐待或遗弃，一定要利用法律武器捍卫自身的合法权益。

问题3 针对老人被虐待问题，家属和社会有哪些策略？

一、家属方面

1. 帮助老年人适应社会发展

许多老人不会使用智能手机，不会移动支付，仿佛与时代脱轨。作为家庭成员的年轻一代，要主动关心老年人，帮助老年人使用现代基本生活工具，提高对社会的适应度。

2. 加强情感交流

家庭成员要经常回家看望老人，日常可以用电话、微信问候老年人，主动关心老年人的身心健康。当老人遇到不好的事情，家庭成员也可第一时间知道，及时应对。

二、社会方面

1. 构建养老服务法律体系，完善老年人监护制度

现有的法律，对老年被害人的保护不足，应从老年被

害人的刑法保护和权利保护两方面来完善对老年人的立法保护。防止家庭暴力、管理监督体制及财产信托等方面的法律也有待完善。

2. 加强宣传教育

通过倡导尊老养老的社会风气、强化老年人的自我保护意识，形成尊老敬老的社会氛围，使老年人自我保护意识深入内心。

3. 建立社区、社会组织联动机制

通过信息、资源的整合，联合社会专业组织，在社区开展老年人计算机、互联网教育活动，以成长小组的形式定期为小组成员提供基础、易操作、实用性强的互联网教育课程。

4. 建立社区防范体系

社区要建立起老年人被虐待的识别与发现机制，加强监测，重视在虐待老年人案件处理过程中的调解作用。

第十三篇

白头搔更短　浑欲不胜簪

——老年人使用保健品问题的剖析和心理保健策略

（汪辉耀）

我好像生病了

特别需要安慰

子女安慰不了

医生也安慰不了

你们都说保健品是骗人的

可你们忘了

能安慰我们的，大多都是谎言

小时候

老师说我们都有美好的前途

上大学时

那个女孩说我会找到更好的

到了老年

卖保健品的说：吃了我们的产品，您能多活二十年

多么雷同的套路啊

又是多么雷同的真诚的欺骗

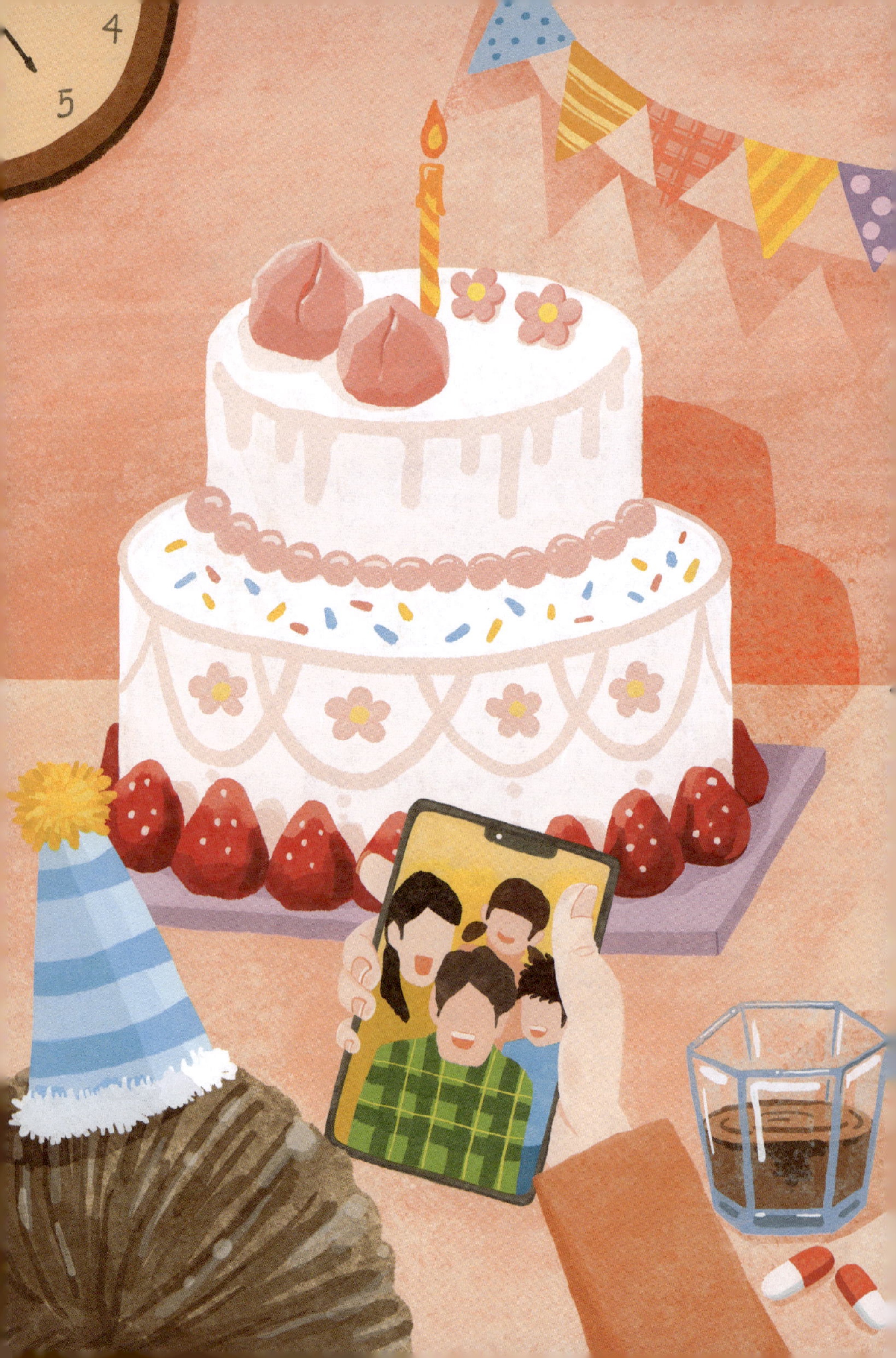
4
5

【案例呈现】

2021年3月15日，国家最高人民检察院发布了8件“3·15”食品药品安全消费者权益保护检察公益诉讼典型案例，其中有一例“保健品坑老”的案例。

常州某生物科技有限公司主要经营保健品批发和零售业务，在未取得食品药品生产许可的情况下，以进口食品名义从美国购入大盐湖水成品及原料（进口货物名称为“氯化镁”），组织工人自行勾兑灌装，并以“金能量”为品牌名对外销售。其产品外包装和说明书均未注明食品或药品生产许可证号。通过制作宣传册、组织销售人员冒充专家授课等方式，虚假夸大宣传该产品含81种矿物质和微量元素，对心脑血管系统疾病、内分泌代谢疾病、呼吸系统疾病、消化系统疾病等多种病症有治疗作用，导致众多老年消费者上当受骗，社会影响恶劣。

据调查，该公司经营期间共销售“大盐湖水”8万余瓶，每瓶成本价10元左右，总销售金额达2300余万元；在受骗的消费者中，最少的花了一万多，最多的高达10余万元；部分消费者在服用“金能量大盐湖水”后出现了腹泻、出虚汗、胃疼等不良反应。经专家鉴定，该产品的主要成分“镁”可以从日常饮食中正常摄取，非镁缺乏者不需要额外补充。产品不具备其宣传功效，且长期或高浓度服用该产品会导致电解质紊乱，产生腹泻等胃肠道疾病，甚至对心脏产生不良影响，涉案物品属假药。上述案件于2020年12月10日在常州市中级人民法院公开宣判，相关涉案人员最终受到了相应的法律处罚。

【案例分析】

问题1　什么是保健品？它和保健食品有什么区别？

对于“保健品”，目前没有明确的法律定义，我们经常说的“保健品”一般泛指对人体有保健功效的产品，很多媒体报道中提到的保健品，比如美容面膜、按摩床垫、理疗设备等，实际上是“用品”，而不是保健品。

而保健食品有明确的法律定义。根据《中华人民共和国国家标准保健（功能）食品通用标准》（以下简称《标准》）定义，保健功能食品虽是食品的一个种类，具有一般食品的共性，能调节人体的机能，适于特定人群食用，但不以治疗疾病为目的。按照调节人体机能的作用，保健食品可以分为：调节免疫功能食品、延缓衰老食品、改善记忆食品、促进生长发育食品、抗疲劳食品、减肥食品、耐缺氧食品、抗辐射食品、抗突变食品、抑制肿瘤食品、调节血脂食品、改善性功能食品、调节血糖食品等。该《标准》对各类保健食品的原料和辅料、外观和感官特性、功能要求、理化要求和卫生要求等技术要求，以及试验方法、标签等方面均做了严格规定。

对那些宣传有治疗某些疾病或者夸大功效等不符合《标准》规定的“保健食品”，以及那些缺乏相应研究，无法证实其保健效果，或者缺乏法律监管的“保健品”，消费者尤其要警惕，不要轻易听信虚假宣传，避免上当受骗，造成生命健康和财产损失。

问题 2　为什么老年人对保健品趋之若鹜?

以往的调查发现，保健品的消费者涵盖了青年、中年和老年等多个年龄段的人群，其中以老年消费者居多，具体原因主要包括以下三个方面：

（1）随着经济的发展，物质条件和生活环境较以往得到了极大的改善，老年人对身体健康和生活品质有了更高追求，希望有更健康的身体、更长的寿命、更好的生活享受。

（2）随着年龄增长，老年人生命开始衰退，身体各方面机能下降，希望通过使用保健品延缓身体机能的下降速度。

（3）随着科技进步，保健品的研发和生产能力得到提高，加上保健知识的普及，周围人群对保健品的使用，以及保健品生产、销售企业的宣传营销等，都可能促使包括老年人在内的广大消费者趋之若鹜。

问题 3 用了保健品，就可以长生不老吗？有什么办法可以延缓衰老呢？

长生不老可能吗？答案当然是否定的。人类从呱呱坠地的婴儿开始发育成长，到成年趋于相对稳定，再逐渐衰老，最后走向死亡，是一个正常的生命现象。尽管多年来，已有大量的科学家针对这一现象进行相关研究，试图阻止衰老的发生，但到目前为止，仍然没有办法。

有没有什么办法可以延缓衰老呢？目前的研究表明，衰老是遗传和环境等多种因素共同作用的结果。对于遗传因素，我们或许没办法轻易改变，但对于个人生活方式等因素，我们常常可以进行一些干预。研究发现，经常吃精米精面、高脂高糖食品的人容易皮肤过早老化；吸烟、饮酒、长期熬夜等会增加心脑血管疾病、肿瘤等多种疾病的患病风险，最终导致病理性衰老的发生。

老人可以通过合理饮食、均衡营养、戒烟限酒、规律作息、加强锻炼、保持乐观的心态、定期体检等，达到延缓衰老的目的。

问题 4 可以把医院开的药停了，只用保健品吗？

要回答这一问题，最关键的是要了解“药”和“保健品”的区别。“药”和“保健品”用途明显不同，用药是为了治疗特定疾病，需要专业的医生评估病情以后开具；而使用保健品是为了改善我们的身体机能，多数情况下是由消费者自行决定是否购买。因此，切不可用保健品代替医生开具的药品，避免原有疾病恶化，导致严重后果。

问题5　老年人如何应对铺天盖地的保健品宣传？

老年人有使用保健品的需要时，购买前一定要对相关产品全面评估，不要只关注宣传怎么说。购买的过程中务必要注意以下几点：

（1）通过正规渠道学习保健品相关知识，要根据自身的实际情况决定是否购买，以及购买哪一种等，不要一味听信销售人员、熟人，或者所谓的“专家”的推销，避免上当受骗；

（2）和家人保持联系，让家人帮着判断是否有使用保健品的必要，以及相关产品是否正规；

（3）不要轻易购买上门推销的保健品，也不要在网上或者临时售货摊购买，尽量到证照齐全、信誉好的销售场所或者企业购买；

（4）注意保健品的批准文号和国家规定的保健食品标识、说明书，可登录国家市场监督管理总局网站进行查询；

（5）购买时，要记得跟工作人员索取相关凭证，比如记录有保健品购买信息的发票或消费凭证等，避免发生纠纷时无据可依。

问题 6　家属如何与老年人沟通正确使用保健品?

作为家属，在与老年人沟通购买和使用保健品时，建议注意以下几点：

（1）正视老年人由于身体机能的衰退产生的对于保健品的需求；

（2）在与老人沟通的过程中要采用平等、尊重的交流方式，善于倾听，耐心、平和地讲出自己的看法，而不是一味地否定老人的想法，避免产生家庭矛盾；

（3）加强保健知识的学习，在生活中给身边的老年人进行普及，逐步增加他们对保健品的正确认识，提高老人对假冒伪劣保健品的甄别能力；

（4）尽可能安排出时间，对老人给予精神关怀，定期带他们到医院体检，让他们对自己的身体健康状况有所了解，增强信心。

第十四篇

老去事多忘　公莫笑师丹

——老年人记忆障碍问题的剖析和心理保健策略

（况伟宏、吕文齐、吴依娜、宋小珍、汪燕苹）

我的脑子像一个硬盘

存了太多东西

零零碎碎的记忆

对标着鸡零狗碎的人生

这个硬盘老化了

开始自动删除一些内容

让人惊恐的是

曾经习以为常的程序

因为少了某个片段

再也无法启动

就像我今天站在菜市场门口

想了很久

都记不起我到底是来买蒜，还是来买葱

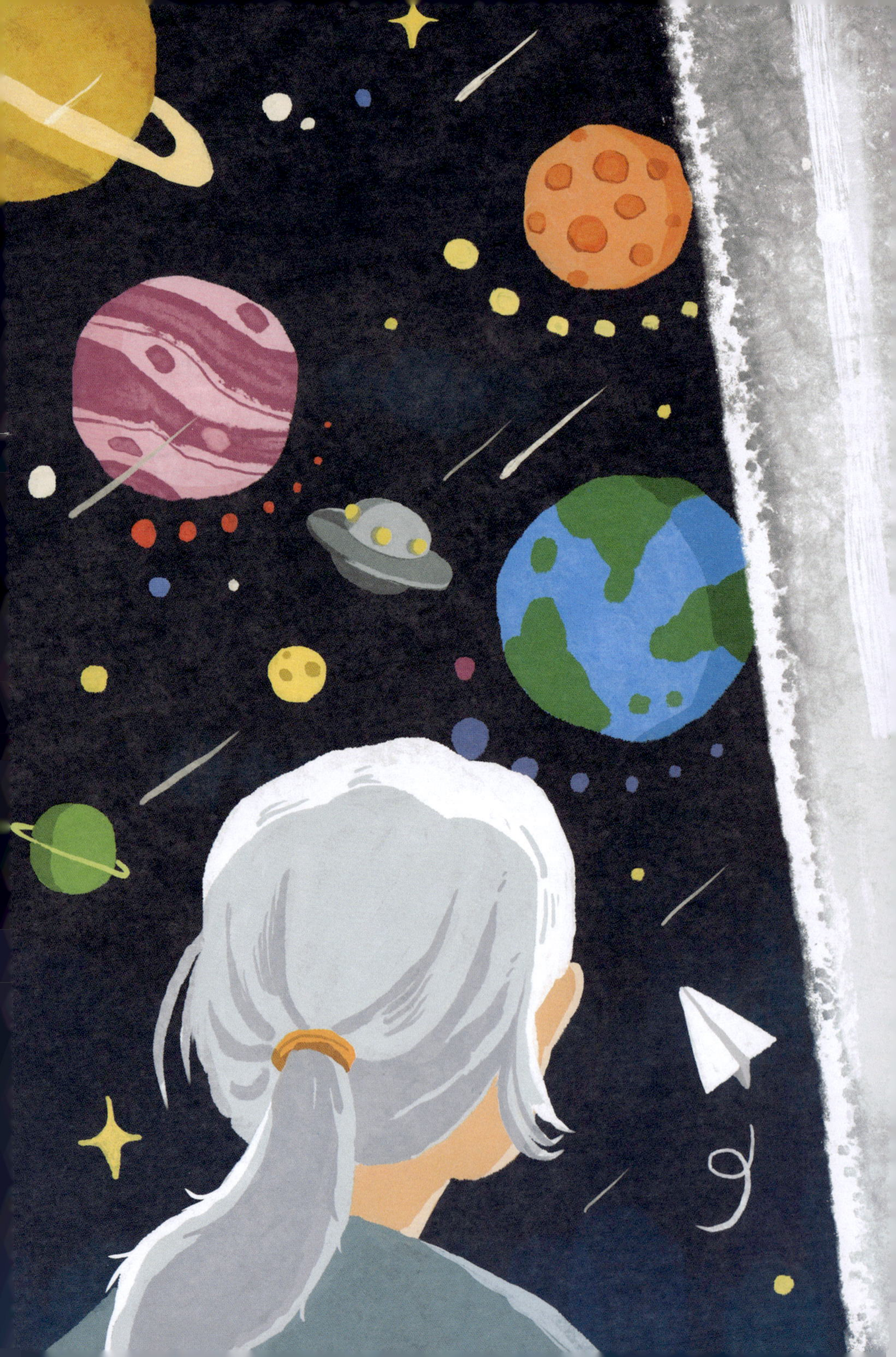

【案例呈现】

七十五岁的刘爷爷近来有些反常，不爱收拾东西，经常手里抓着钥匙却到处找钥匙，老忘关煤气，要去菜市场买菜，走到楼下却不知道自己要干什么，而且情绪也有问题，动不动就发脾气。

有一回，刘爷爷下楼散步，深夜了还不回家，在楼下不停转悠，邻居路过，问他怎么不回家，他说不知道家在哪里，还好邻居热心肠，把他送到了家门口。子女们正准备出去找老人，见到刘爷爷安然无恙地回来，也就放下了心，以为刘爷爷就是平常的心情不好，出去遛遛。

但渐渐地，子女们越来越觉得不对劲，老人开始出现自言自语的症状，说家里有很多陌生人，有东西被偷了，子女们找到东西，刘爷爷又觉得不是原来那个。刘爷爷记性越来越差，想不起来邻居的名字，也不会自己穿衣吃饭了，有时候还尿裤子，说是找不到家里的卫生间在哪儿。

子女们把刘爷爷送去医院，经过诊断，原来刘爷爷得了老年痴呆，这种疾病会导致严重的认知障碍，所以刘爷爷才会有如上举动。

【案例分析】

问题 1 认知障碍是什么?

认知功能是我们认识这个世界的能力，而认知障碍则是一种处理、储存、提取和运用信息的能力障碍。认知障碍主要表现为执行、学习和记忆、感知运动、语言、注意力和社会认知等六种认知能力的衰退或缺陷。

问题 2 健忘、脑萎缩就是痴呆吗?

健忘不等于痴呆。人到了一定年龄，健忘是必然，但这种健忘和老年痴呆并不一样。正常的健忘通常只是遗忘事情的某一部分，经人提醒后可以回忆起来，不影响日常生活，并且没有其他的认知功能障碍；而痴呆导致的健忘，则是彻底忘记发生过的事情，经人提醒仍无法回忆，甚至想不起来事情发生的时空和相关人物，严重影响患者的日常生活。痴呆患者的计算力、语言表达能力、解决问题的能力也会下降，有的患者还会出现抑郁情绪和妄想等精神病性症状。

脑萎缩也不等于痴呆。事实上，大脑的体积是会随着年龄的增长而变化的，普通人的脑萎缩往往不伴有临床症状，是一种正常的生理性萎缩；而痴呆患者的大脑除了典型的 Aβ 淀粉样蛋白沉积表现，临床上还表现出认知功能减退、生活能力下降等。

问题 3 老人出现哪些迹象时，需要到记忆门诊接受医学评估和咨询？

（1）判断力出现了障碍。比如无法看出一些事物的区别，或者认不出一些常见的物品。

（2）活力下降或对事物的兴趣下降。比如不愿出门活动，原来的爱好也逐渐丢失。

（3）记忆力下降。经常重复做同一件事或说同一句话，比如反复确认灯有没有关好、门有没有锁好，或者忘记把遥控器放哪儿了等。

（4）学习新事物非常困难。

（5）记不清当前的日期，分不清是上午还是下午，不知道自己所处的地方是哪里。

（6）思考能力下降。比如逻辑推理能力、计算力下降。

（7）出现抑郁、妄想、幻觉或个性改变等症状。

如果老人出现上述症状，家属就应该警惕老年痴呆风险，尽快带老人去记忆门诊就诊。记忆门诊的主要职责就是痴呆的筛查和诊治，对于痴呆的早发现、早诊断、早治疗和早期预防有重大意义。

问题 4 老年认知障碍（老年性痴呆）患者发病后在生活中有哪些变化？

（1）个性改变。情绪变得不稳定，敏感易怒，不爱收拾，不愿意主动交流，兴趣减少。

（2）幻视、被窃妄想。比如案例中的刘爷爷，明明一个人在家，却说家里有许多陌生人，东西被偷走了。

（3）日常生活自理能力下降，小便失禁，不能自行穿衣吃饭。

不是每一个患者都会同时出现以上的情况，有的以认知能力下降为主，有的以个性改变、情绪化为主。

问题 5　老年性痴呆包括哪些疾病呢？

老年性痴呆症中最主要的就是阿尔茨海默病，约占老年性痴呆的 60%~70%。阿尔茨海默病主要的临床表现是认知功能（记忆力、定向力、语言表达能力、计算力、判断推理能力等）受损，以及人格改变等精神行为问题。

除了阿尔茨海默病以外，老年性痴呆还包括：

（1）脑血管疾病所致痴呆，占老年性痴呆的 20%，多数伴有高血压，一般进展缓慢，发作时可能会加剧痴呆。

（2）帕金森病所致痴呆。帕金森病是一种中老年人常见的慢性神经系统变性疾病，发病年龄为 60 岁左右，患者会出现相关震颤、肌肉紧张、运动缓慢等症状，发病中可能会出现痴呆及严重的智力障碍。

（3）其他继发性痴呆，如甲状腺功能低下也会导致记忆力下降和痴呆，但患者常会嗜睡和水肿；维生素 B_{12} 缺乏会引起记忆力下降，甚至痴呆，患者可检测出贫血；脑炎会引起痴呆，相应体检和检查可以发现具有诊断意义的结果。这些继发性痴呆，早发现、早治疗，是可以逆转或阻止其恶化的。

问题 6　如何做好老年性痴呆的早期发现？

以阿尔茨海默病为主的老年性痴呆（老年失智）目前还没有治愈的办法，本病重在早发现、早干预。有研究表明，阿尔茨海默病患者在痴呆出现之前的 20 年，大脑就有相关的病理改变，随着疾病恶化，开始出现记忆力与判断力下降以及个性改变等早期征兆，需要引起警惕。AD8 问卷有利于早发现，可以参考。

AD8 自测问卷

（1）有判断问题（例如做决定存在困难、个人投资理财账务糟糕、想问题的逻辑存在问题）。

（2）对个人爱好和个人运动的兴趣比以前低。

（3）絮叨，反复说一个问题。

（4）学习困难（使用录音机、录像机、电脑、微波炉、遥控器困难）。

（5）忘记正确的年份和月份。

（6）处理账目存在困难（如收支账、所得税、付款等）。

（7）记不住预约会议或见面及个人安排。

（8）因为思考或记忆问题存在生活问题。

每题有3个选项：1. 是，有变化；2. 不是，没有变化；3. 不知道，判断不出来。请选择与被测试者情况最符合的选项。选项“是，有变化”意味着该变化是在最近几年的时间里因为智能状态（思考、记忆等）问题所造成的。

如果问卷结果有两项或两项以上选择的是“是，有变化”，则提示被测试者需要进行深入的检查评估，建议被测试者在家属或其他知情者的陪同下到医院记忆门诊或老年神经科、精神科接受专业的评估，以免影响早期治疗。

问题7 如何做好老年性痴呆的早期防治？

导致阿尔茨海默病的危险因素多而复杂，有的无法改变，例如年龄、性别和遗传特征；有的可以改变，例如生活方式、慢性病管理等。阿尔茨海默病的早期防治具体建议包括：

（1）高血压管理。高血压是引起痴呆的危险因素，它既可以导致脑血管病变，又可以恶化阿尔茨海默病。高血压管理首先从改变不良生活方式开始，比如戒烟限酒、控制体重以及低盐饮食、加强体育锻炼等等。

（2）糖尿病管理。糖尿病会加速动脉硬化的速度，让痴呆的发病年龄提前。Ⅰ型糖尿病人群须每日注射胰岛素治疗；Ⅱ型糖尿病人群需要将血糖控制在一定水平，首选二甲双胍。超重患者应每年检测空腹血糖，最好加做口服葡萄糖耐量试验，以便及时就诊，进行早期干预。

（3）抑郁症管理。有资料显示，45 岁以后发生的抑郁症是老年性痴呆的危险因素，有的可能就是痴呆的早期表现。及时、有效、长期的抑郁症干预可以预防或者延缓痴呆的发生。

（4）睡眠障碍管理。失眠症、昼夜节律异常、鼾症等睡眠障碍也是痴呆的危险因素，应进行科学防治。

（5）营养摄入管理。营养摄入不足会影响痴呆的发生、发展，因此，痴呆老人应尽量加强营养摄入。推荐以绿叶蔬菜、鱼类、谷物等食物为主的 MIND（Mediterranean-DASH Intervention for Neurodegenerative Delay）饮食，有助于保护老年人的记忆；多吃蔬菜和水果，可增加人体对叶酸及维生素的摄取。

（6）日常活动干预。老年人可以增加一些日常活动，预防痴呆的发生，比如适当的体育锻炼，每周至少 150 分钟的中高强度有氧运动，还可以参加广场舞、太极拳、绘画、垂钓等活动。

（7）教育与认知训练。受教育程度更高的老人，患痴呆的概率越小。家属可以鼓励老年人上老年大学，增长知识，提高认知能力。阅读、下棋等认知训练活动也可以防治和延缓痴呆。

（8）社会支持。研究显示，老年独居是痴呆的危险因素。家属帮助老人改善居住条件，改善家庭关系，也有利于预防老人痴呆。

问题 8　照护者如何应对痴呆老人夜间的游荡行为？

游荡是认知障碍患者的常见行为之一，主要表现为活动过多，企图离开家，无目的地乱走。引起痴呆老人游荡的原因有很多，可能是居住环境改变，老人想回之前的家；或是情绪不安，身体不适；又或是因为精神疾病并发症，老人产生幻觉和妄想，导致漫无目的地四处走动。这种情况如果发生在夜间，老人走失、跌倒、受伤、发生车祸甚至死亡的风险会很大，所以家属要格外注意。

（1）让老人在其熟悉的环境中活动，活动场地尽量宽敞，无障碍物，如果老人独自在家，可以用衣服或其他物品将出口、门窗隐蔽起来，避免老人走失或发生意外。

（2）家属或照护者尽量 24 小时贴身陪伴。

（3）在卡片上写上家庭地址、联系电话和回家路线，让老人随身携带，如果老人外出时迷路，可以依据卡片回忆起路线，路人见了也能将老人护送回家。

（4）利用可穿戴智能产品，如智能电话手表，实时掌握老人定位。为患者穿戴特殊颜色的臂章、特殊的身份识别腕带（国内目前为黄色腕带）及特殊颜色的衣服，这样患者就很容易引起周围人的注意及重视，一旦走失或外出时发生意外，大家会主动帮助老人联系家人。

（5）为老人安排一些有计划的活动，可以减少患者的游荡行为。有研究显示，触摸、按摩可以安抚患者情绪，让患者心情愉悦，也可减少患者游荡的行为。

（6）如果老人因为明显的幻听、幻视、妄想等症状引起游荡行为，可到精神科治疗，通过药物治疗、心理治疗、康复治疗来控制患者的精神症状，改善游荡行为。

问题 9　如何处理认知障碍患者的激越或攻击行为？

由于患者认知功能下降，不能很好地识别出照护者的行为意图，比如当别人帮他脱衣服时，患者会觉得他们是要偷自己的东西，从而展开身体或言语攻击。面对类似的这种行为，照护者应该怎么办呢？

1. 转移患者注意力，或暂时回避

首先要保持冷静，不要表现出害怕或厌烦，也不要指责患者，可以通过肢体语言使患者平静下来，转移他的注意力，也可以暂时回避。

2. 找出原因，总结经验

找出引起患者激越的原因，尽量去除诱发因素，避免激越行为再次发生。比如在洗澡过程中发生的激越行为，可以通过耐心沟通、动作轻柔、提供舒适的洗澡环境等方法减少或避免。

3. 安排老人参加娱乐活动

家属可以为老人安排一些娱乐活动，比如唱歌、跳舞、

做手工、运动等，既可以提高老人的躯体活动能力，也可以增强他们对生活的信心。

4. 缓解患者的身体不适

可以通过理疗缓解老人的慢性疼痛；改善饮食结构，缓解患者的便秘情况；提供安静舒适的环境，改善患者的睡眠质量。

5. 与患者交流情感

照护者要多花时间和患病老人在一起，不断传递关心、爱心、耐心，赢得老人的信任，这样他才有可能配合你。如果激越或攻击行为经常发生，照护者可以通过改变环境来降低老人受伤的风险，比如周围的墙面采用软包、地面铺上地毯、家具有棱角的地方安上防撞条等。同时，尽量带老人去医院就诊。

问题 10　如何做好痴呆老人的进食和排泄护理？

一、进食护理

由于病情原因，有的老年痴呆患者不能自主进食；有的老年痴呆患者拒绝进食，或者把吃进去的饭又吐出来；有的老年痴呆患者没有饥饱感，不停进食，甚至暴饮暴食；有的老年痴呆患者忘了咀嚼嘴里的饭，造成窒息或肺炎。面对这些情况，照护者该怎么办呢？

1. 综合评估

评估痴呆老人有无咀嚼及吞咽功能障碍、有无假牙及假牙是否合适、口腔卫生情况是否良好、能否自行进食等等。

2. 饮食的准备

注重食物品种多样化，保证足够的优质蛋白，尽量选择低脂肪、低糖、低盐、高维生素、含钙、含铁食品；食物应细、软、松，既给牙齿咀嚼锻炼的机会，又便于消化；少吃多餐；吞咽功能低下者，过碎的食物或液态食物易导致其憋呛；避免食用黏稠度较高的食物。

3. 培养老人的进食情绪

照护者可以在餐桌上陪老人聊天，分享喜乐，增强他们进食的意愿；饮食环境尽量安静；餐具的摆放要好拿；老人吃饭时如果需要喂饭，照护者动作尽量轻柔，注意观察老人的情绪。

4. 几种特殊情况

（1）老年痴呆症患者暴饮暴食怎么办？

照护者可以限定老人一天的食物摄入量，分餐多次摄入，也可以常备一些水果和低热量零食，当老人要吃时再给。同时安排恰当的活动，转移老人的注意力，以免其频繁索食。

（2）老年痴呆症患者拒绝进食怎么办？

有些患者可能会因为疾病出现被害妄想，认为有人在饭菜里下毒，所以不吃饭，这时候需要配合使用抗精神病药物。有些患者在疾病的影响下变得偏执刻板，会因不熟悉的人喂食物而拒绝吃饭。针对这种情况，应该尽量固定给患者喂食物的人员，避免频繁更换。有些阿尔茨海默病患者因为身体不适或者药物不良反应等出现食欲差、消化功能下降等情况，需要在专业人员的指导下进行处理。当患者因为拒食而引起明显的体重下降、营养不良时，应及时将患者送至医院，以便进行胃管安置、静脉输入营养液。

（3）老年痴呆症患者乱吃东西怎么办？

强行制止往往会增加患者的好奇心，做出更危险的举动，照护者可以安抚好老人情绪，转移其注意力，妥善保管好危险物品，尽量带老人到医院治疗，以免造成严重后果。

二、排泄的护理

很多患者因为膀胱或肠道的控制力下降，会出现大小便失禁或者随地大小便的情况，这对照护者来说是个不小的挑战，照护者可以采取如下措施。

（1）参照患者的如厕习惯，设置固定的如厕时间表，规律地提醒患者如厕。

（2）减少患者摄入具有促进排尿作用的饮料，比如碳酸饮料、咖啡、茶等，睡前尽量不要让患者大量饮水。

（3）患者的床位应尽量邻近卫生间，去卫生间的路上要有充足的照明和清楚的指示，在卫生间门上可以画上明显的马桶标志，指导患者反复识别。

（4）卫生间应做到安全、简便，如在马桶两侧安装抓手，并用夜灯照亮卫生间。